新版 肝病

疗法与有效食

膳书堂文化◎编

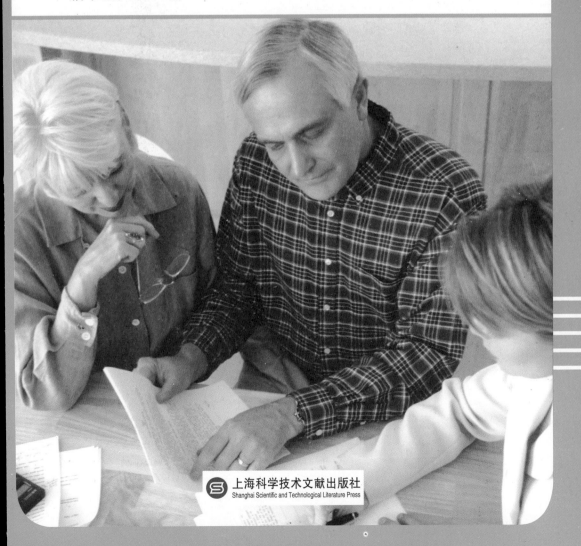

上海科学技术文献出版社
Shanghai Scientific and Technological Literature Press

图书在版编目（CIP）数据

新版肝病疗法与有效食疗／膳书堂文化编．—上海：
上海科学技术文献出版社，2017

（健康医疗馆）

ISBN 978-7-5439-7440-1

Ⅰ．①新… Ⅱ．①膳… Ⅲ．①肝疾病—治疗②肝疾病
—食物疗法 Ⅳ．① R575.05 ② R247.1

中国版本图书馆 CIP 数据核字（2017）第 126245 号

责任编辑：张 树 李 莺
助理编辑：杨怡君

新版肝病疗法与有效食疗

膳书堂文化 编

*

上海科学技术文献出版社出版发行

（上海市长乐路 746 号 邮政编码 200040）

全 国 新 华 书 店 经 销

四川省南方印务有限公司印刷

*

开本 700×1000 1/16 印张 9 字数 180 000
2017 年 7 月第 1 版 2017 年 7 月第 1 次印刷
ISBN 978-7-5439-7440-1

定价：29.80 元

http://www.sstlp.com

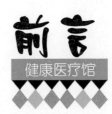
前言

健康医疗馆

肝脏是人体最重要的新陈代谢器官，当肝脏长期受到病毒的侵害，肝功能遭受破坏，就会引起一系列新陈代谢障碍，从而发生各种肝脏疾病。肝病的危害不仅仅限于肝脏本身，它还会引起其他多种疾病，如消化性溃疡、胆汁性肾病等。不仅如此，其对患者心理上的打击也是十分沉重的。一些肝病患者往往因罹患此病而变得抑郁消沉、精神萎靡，失去了积极生活的勇气。

俗话说"病来如山倒，病去如抽丝"，患者需要明白与病魔作斗争是一个长期的过程，一定要有坚定的信心、顽强的意志，然后再接受系统的专业治疗，进行科学调养。唯有通过坚持不懈地治疗，才能控制疾病，最终恢复健康。

为了帮助广大肝病患者早日摆脱病魔的困扰，再次充满活力地投身于工作和生活中，我们精心搜集了各方面的医学资料编撰了此书。该书系统全面地介绍了有关肝病的常识、肝病对健康的威胁等知识，重点介绍了适合肝病患者自我调养和自我治疗肝病的简便方法，这其中包括饮食疗法、运动疗法、气功疗法、太极拳疗法、按摩疗法、发泡疗法、塞鼻疗法、针灸疗法、敷贴疗法、热熨疗法、矿泉疗法、园艺疗法等。本书内容通俗易懂，具有很强的科学性、实用性和可读性，是一本治疗、预防肝病的理想科普通俗读物，对肝病患者将大有裨益。

唯愿通过编者的努力能够为您的

康复带去一缕希望之光，助您早日登上健康的彼岸。

需要指出的是：本书所介绍的治病方例和方法只能作为医学科普知识供读者参考使用，尤其是一些药物剂量不具有普遍适应性。因此，建议读者在考虑应用时要先征询专业医生的意见，然后再进行施治，以免发生危险。

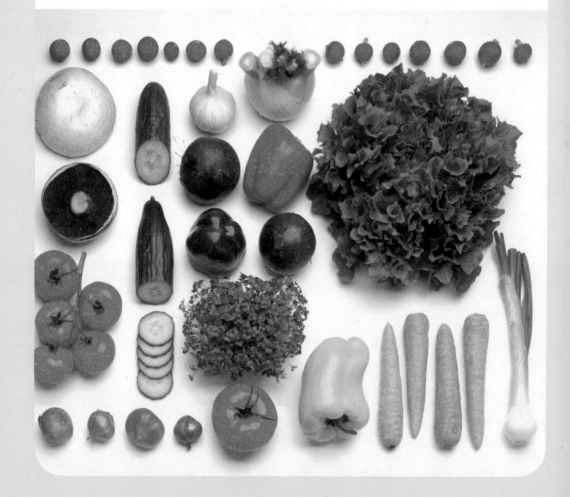

目 录
Contents

Part 1　上篇　疾病常识与预防　　1

> 　　肝脏是人体重要器官，它所承担的任务非常繁重，但其中主要任务是代谢作用。人类的生命就是靠体内不断地进行新陈代谢而得以维持。

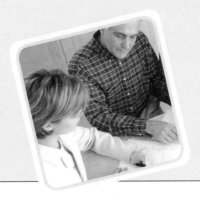

1

Contents 目录

肝病患者一方面要进行药物治疗，另一方面，合理的营养物质能够修复受损的肝细胞，科学合理的饮食也是肝病患者恢复健康的重要保证。

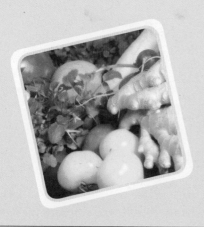

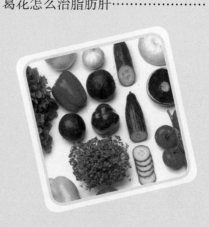

随着科学技术的发展，越来越多的物理疗法被应用于患者的康复保健之中，物理因素的应用，可增强食欲，促进体力的恢复，加速患者的康复。

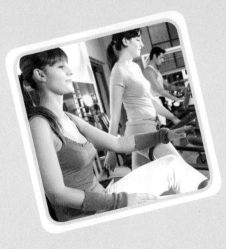
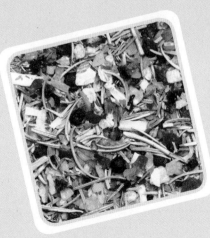

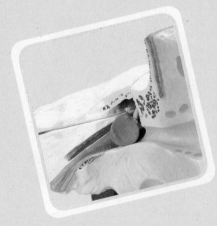
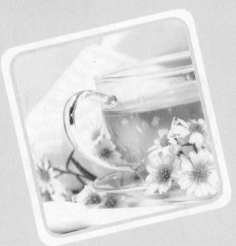

Part 1 上篇 疾病常识与预防

　　肝脏是人体重要器官，它所承担的任务非常繁重，但其中主要任务是代谢作用。人类的生命就是靠体内不断地进行新陈代谢而得以维持。

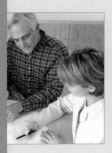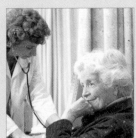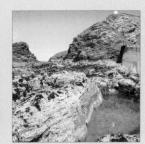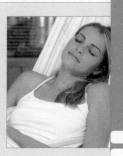

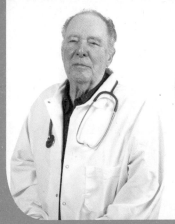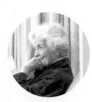

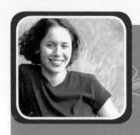

疾病常识

肝脏是人体重要器官，它所承担的任务非常繁重，但其中主要任务是代谢作用。人类的生命，就是靠体内不断地进行新陈代谢而得以维持。

了解肝脏的位置和结构

肝脏是体内最大的实质性脏器。成人的肝脏大约重1.2～1.5千克，占人体重量的1/50～1/30；婴儿肝脏的重量与体重之比较成人为大，为1/20～1/16。肝脏的重量虽然只占体重的一小部分，但却是重要的生命器官，缺之不可。脾脏手术后，人仍然能生存，而失掉了肝脏，生命就会立即土崩瓦解。

肝脏占据人体右上腹的大部及左上腹的部分，表面有韧带固定于腹腔内，并与周围器官相连接，肝脏的上

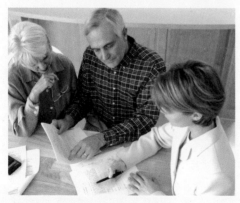

面紧贴横膈，下面有两条纵沟和一条横沟，像一个大写的英文字母"H"，将肝分成右叶、左叶、尾叶和方叶四个部分，其中左叶占肝的1/5，右叶较大，占肝脏的4/5，尾叶和方叶实为右叶之分叶。所以，临床一般将肝分成左右两叶。肝脏的上界约在右锁骨中线第五或第六肋间，下缘伸展到肋的边缘。用手触到的主要是肝脏的下缘。正常情况下，成人肝脏的下缘不超出肋弓，但在剑突下多可触及，一般不超过2～4厘米。

人类的肝脏外形为不规则的楔状，呈红褐色，柔软而脆，易破裂。肝脏表面由灰白色的肝包膜包裹着，切开肝脏时，可以在切面上看到无数个比针尖略大的小红点，这些就是肝脏的基本单位——肝小叶。每个肝小叶几乎包括组成肝脏的各个部分，好像一个"小肝脏"，人的肝约有50万个肝小叶。

在显微镜下，可以看到"小肝脏"

的微细结构。每个肝小叶之间有少许纤维组织分隔。肝小叶中央有一条血管叫中央静脉，中央静脉周围的肝细胞，有秩序地排列成条索状称为肝索，这些肝索形如车轮之辐条，都以放射状排列。

构成肝脏的肝细胞，是维持肝脏各种生理功能的主要部分，人的肝脏大约由 25 亿个肝细胞组成。

肝细胞分泌出来的胆汁，在肝细胞间隙中通过，这间隙就是毛细胆管，再由小叶间胆管汇集成较大的胆管，最后经肝胆管、总肝管流入肝脏下方的胆囊，也可直接由总胆管进入十二指肠。

肝脏是人体唯一接受双重血液的器官，即同时接受肝动脉和门静脉的血液，肝动脉将富含氧气的血运入肝脏，门静脉（由胃肠、脾、胰等静脉汇集而成，进入肝脏分枝到每个肝小叶）把来自消化道的各种营养物质和有害物质输入肝脏，经肝脏加工处理后，进入全身循环。

肝脏有哪些主要功能

肝脏是人体重要器官，它所承担的任务非常繁重，但其中主要任务是代谢作用。人类的生命，就是靠体内不断地进行新陈代谢而得以维持。只要任何一个器官发生故障，代谢出现紊乱，便会破坏人体的健康。所以，除每种内脏器官自身的机能健全外，整个身体的机能也需要相互协调，才能保持旺盛的生命力，强体健魄。而主管调整器官功能协调的就是肝脏，所以说它是器官功能的调节中心。除此之外，肝脏每天还要做许多工作，而且工作性质非常复杂，这一点只要从腹部脏器的血液汇集于肝脏这一现象就可想象出来了。

健康宝典

巧吃水果治肝炎

肝炎患者都有共同的特点，就是腹胀、恶心、乏力，不适、厌油，严重的还会出现黄疸、发热等症状。这些症状会使患者不思饮食，变得消瘦。因此，合理的饮食对肝炎患者非常重要，而食用水果是肝炎康复过程中所必需的。

肝炎患者要注意低脂肪饮食，多吃富含各种维生素的食物，如新鲜的蔬菜和水果。除了能补充维生素C外，水果还可以促进食欲，增加食量，有利于肝炎的康复。无论哪种肝炎患者，都可首选橘子、橙、桃子、葡萄、山楂等含有较多维生素C的水果。同时，患者还应选择含B族维生素较多的水果，如芒果、瓜类等。食用水果时，要定时定量，以午休后、晚餐前为宜。

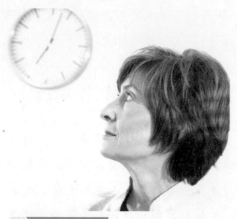

1 中间代谢

人类和动物为了生存下去，必须从体外摄取各种物质，在处理后排出无用的体内废物，亦即进行所谓的新陈代谢。

例如，我们吃下去的食物，最后可以转化成热量，而体内无用的代谢废物可以排泄出来。出于生存需要，必须进行同化和异化作用，这些作用主要都在肝脏中进行。物质在体内产生化学变化的过程叫作中间代谢。

2 糖的代谢

当我们吃米饭、芋薯类、面类或者白糖等糖质食品时，会在小肠内分解出葡萄糖，一部分葡萄糖转变为能源被使用，多半会在肝脏内变为糖原而加以贮存。肝脏同时也可从蛋白质或脂肪中制造糖原。

当我们进行运动时，由于血液中的葡萄糖被大量消耗，肝脏就可以把糖原变成葡萄糖。

肝脏不但利用食物中的葡萄糖，还可以利用由肌肉运动产生的丙酮酸、乳酸、甘油及某种氨基酸来制成糖原贮存起来。必要时，肝脏可把糖原转变成葡萄糖，把它燃烧成二氧化碳和水而放出能量。

成人肝脏的重量约在 1.2 千克左右，贮存于其中的糖量占 6%～10%，即 70～120 克。

由于有这么多的东西贮存在肝脏中，所以我们在没有食物可吃时，人体还可短时间维持某种程度的活动。这当然是因为身体可以把肝脏中的糖原转变成葡萄糖而产生能量的缘故。

我们运动时所需的能量是贮存在肌肉中的糖原在变成焦性葡萄糖酸时产生出来的。这种焦性葡萄糖酸在氧气不足的情况下会变成乳酸。在氧气供应充足的情况下，焦性葡萄糖酸会氧化而放出能量，产生二氧化碳和水排出体外。

在焦性葡萄糖酸的氧化过程中，维生素 B_1 作为一种辅酶而发生作用。但是在肝脏发生障碍时，维生素 B_1 不能充分发挥作用，所以肝病患者因不能得到充分的能量，以致精神萎靡，容易疲劳。

3 糖脂肪的代谢

肝脏的重要功能之一就是脂肪的代谢。从小肠吸收脂肪，有许多部分并不经由门脉，而是由淋巴管进入静脉。

脂肪这种营养素含有很多的热量，它所含的热量是同质量蛋白质和糖类的 2 倍。

脂肪的主要成分是脂肪酸和甘油，食物中的脂肪在消化之后被分解为脂肪酸和甘油，然后被吸收。由肝脏制造分泌出来的胆汁可帮助消化脂肪。

胆汁可以活化胰脏分泌出来的脂肪酶，促进它对脂肪的消化。被酶分解出来的脂肪酸和甘油可以再合成人体所特有的脂肪。

这样合成的脂肪进入静脉血液后，被运往身体各部位贮存起来，它可以保护组织或作为能量的来源。

肝脏本身也可以贮存脂肪，人体

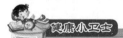

脂肪肝常识

正常人肝的总脂肪量占肝重量的 5%，若总脂肪量超过肝重量的 5%，即脂肪肝。通常情况下，大约有 25% 的人可发生脂肪肝。

内有占体重 2%～5% 的脂肪，其中 2/3 是磷脂类，此外中性脂肪占 1%，胆固醇约占 0.5%。

酗酒者容易发生脂肪肝。因为喝多了酒，会使中性脂肪的量增加而发生脂肪肝。即使动物摄入大量酒精以后，肝中三酰甘油的含量也会增加，从而导致症状加重。

肝中所含的磷脂类是运送中性脂肪到血液中和运送脂肪到身体末梢时所必需的物质。

正常时肝中所含的脂肪量占 3%～5%，但在有脂肪肝时可达 20%～30%，此时许多肝细胞被脂肪所取代，肝脏呈黄色。

4 蛋白质的代谢

在蛋白质代谢方面，肝脏以分解吸收的氨基酸为原料，合成白朊、球朊及纤维朊原等身体所必需的各种蛋白质，这些都是人体内构成各组织的细胞的增殖、新生、发育等所需要的营养成分。

食物中的蛋白质在胃和小肠中消化分解成氨基酸，这些氨基酸经由门脉进入肝中，在此转变为人体的蛋白质。由肝脏制造出来的蛋白质约有一半是酶蛋白。在生物迅速而正常的代谢过程中，酶是不可缺少的物质，肝脏是调节血清蛋白质浓度的控制室，血清蛋白质中的球蛋白、白蛋白、纤维蛋白原等物质都是在肝脏中合成的。肝脏功能发生障碍以致机能衰退

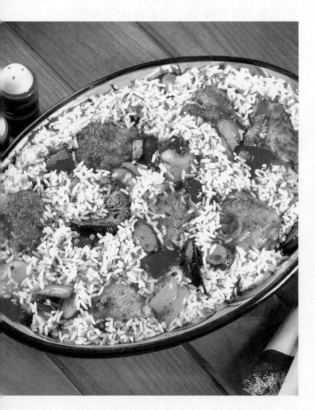

患了脂肪肝到底预示着什么呢？

第一种预示 肝脏代谢异常。一般来说，营养过剩形成的脂肪肝是一种良性肝病，如果波及的肝细胞不多，患者常常没有特异性的症状。但是，脂肪肝反映出的肝脏代谢异常，却有可能影响其他器官的正常工作而产生严重的疾病。脂肪肝是各种肝毒性损伤的早期表现。

第二种预示 肝脏功能受到了一定的损害。脂肪肝使肝内合成的磷脂和血浆脂蛋白减少，长此以往将会影响神经和血管功能，并引起记忆力衰退和动脉硬化。

第三种预示 存在慢性肝细胞纤维化和肝硬化的可能。有人担心脂肪肝会变成肝癌，其实脂肪肝与肝癌并无直接关系，但如果同时罹患病毒性肝炎，或者继续嗜酒无度，则有可能迅速形成肝硬化。研究显示，70%的肝硬化最终会演变为肝癌，肝硬化因此被认为是一种癌前状态。

第四种预示 全身各组织器官的功能衰退。肝脏脂肪堆积，使肝脏合成白蛋白的能力下降，而白蛋白是维持组织器官功能的重要蛋白质。白蛋白低下的人，食欲极差，疲乏无力，易患多种疾病。

第五种预示 寿命缩短。不同病因所致的脂肪肝及其并发的基础性疾病，都会对患者的生命产生或轻或重、或近或远的影响。例如，肥胖症和糖尿病并发脂肪肝，患者虽无性命之忧，但生命质量却大打折扣。调查发现，90岁以上的长寿老人，可有心脑血管疾病、肺部疾病、肾脏疾病，唯独少见肝脏疾病。可见，肝脏的健康，对人的寿命影响直接而深刻。

时，这些血清蛋白质的合成和调节就都成了问题。细胞是组成人体组织的基本单位，而构成它的主要成分就是蛋白质。

细胞的新陈代谢每时每刻都在进行着，因此我们必须不断地摄取食物，得到其中的蛋白质，并把它消化掉，然后送到肝脏去合成人体特有的蛋白质。蛋白质的必需量是每天每千克体重需要 1 克。所以，一个体重 60 千克的人，每天需要摄取 60 克蛋白质以维持健康。

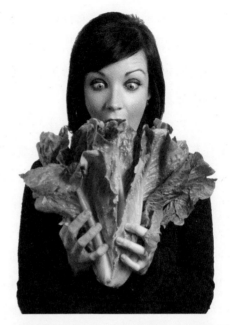

5 维生素的代谢

肝脏是多种维生素贮存和代谢的场所。肝脏分泌的胆汁是脂溶性维生素吸收的必需条件。肝脏可将胡萝卜素转变为维生素 A 并加以贮存。当肝脏明显受损时，即使所摄入的胡萝卜素十分充足，也很难转化为维生素 A，加之肝内维生素 A 贮存量减少，患者会出现皮肤粗糙、毛囊角化、夜盲症等。许多维生素可在肝内参与某些辅酶的合成，如将维生素 B_1 合成焦磷酸酯，作为丙酮酸氧化脱羧酶的辅酶参与糖代谢，若维生素 B_1 不足，糖代谢就会受到阻碍，引起糖原不足，肝脏易受损伤；维生素 B_1 还参与激素在肝内灭活，当维生素 B_1 缺乏时，

可出现雌激素过多的现象。肝细胞还可以将维生素 P 合成辅酶 I、辅酶 II 作为脱氢酶的辅酶；维生素 C 有促进糖原形成和肝细胞再生的作用。维生素 K 在肝内参与凝血酶原的合成，当严重损伤肝细胞时，即使给予足量的维生素 K，凝血酶原的合成仍然减少，以致导致出血现象的发生。

6 激素的代谢

除了维生素代谢之外，肝脏也是激素代谢的重要器官。人体分泌的激素种类很多，但正常情况下，血液中的各种激素都保持一定的含量，多余的经肝脏处理失去活性，这在医学上称为灭活。如类固醇激素（如可的松、醛固酮及各种性激素）和抗利尿激素

等，在肝内同葡萄糖醛酸或硫酸结合灭活，再随胆汁或尿液排出体外。当肝脏发生病变时，如慢性肝炎、肝硬化等，激素因灭活发生障碍而在体内积蓄，从而改变性征，如男性乳房发育、女性月经不调、性功能衰退等；也可以出现蜘蛛痣及肝掌；如醛固酮和抗利尿激素灭活障碍，可发生浮肿。

另外，肝脏还有祛邪解毒作用。肝脏对于有毒的东西，可以采用氧化、还原甲基化、乙酰化等方法使它们和葡萄糖醛酸、麦胺酸、甘胺酸、胱胺酸等相互结合，把它们变成无毒的东西，并便于排泄。

7 制造抗体

细菌或毒素进入体内以后不一定

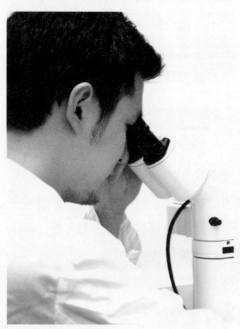

会发病。这些毒素或细菌会促进身体产生免疫能力，因为它们使抗体在血清中形成，这些抗体可以用来对付细菌或毒素，保卫人体健康。

例如，百日咳是一种因细菌侵入体内而发生的疾病，患者在患过一次百日咳以后，在正常状况下就不会再患第二次。这是因为患者血清内已经有了抗体。

这些抗体都属于伽玛球蛋白，这是血液蛋白质的一部分。有人把伽玛球蛋白注射到人体内以预防百日咳等病，如此一来，即使发病也比较轻微。

抗体在血清中形成时，肝脏也有贡献。在肝脏中有一种枯否（Kupffer）细胞，它属于一种特殊的间叶性细胞。这种细胞可以制造对付细菌和病毒的抗体。

8 凝固血液

肝脏能合成许多重要的凝血因子，因此具有重大的凝血作用。所以，在有肝病患者中，有时会发生血液不易凝固的情形。这是因为在肝机能低下时，像纤维蛋白原、凝血酶原等血液凝固所必需的物质会发生供应不足的情形。这些物质属于蛋白质。肝脏在制造凝血酶原时需要维生素K，如果维生素K的吸收发生障碍，造成肝中维生素 K 不足，就会引起凝血酶原的缺乏，最后便导致血液难以凝固了。

如果血液不容易凝固，出血就不容易停止。在受伤或手术造成出血时，如果血液不易凝固，就算给伤口做了必要的治疗，出血仍会持续下去，产生严重的后果。

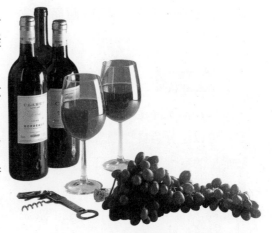

9 调整体内血液循环

由于体内血液有一定的数量，体内的血液不能同时供给身体各部器官，换言之，血液的供给必须依照各部器官的需求而定，例如体内进行食物的消化吸收时，负责消化吸收的胃肠就最需要血液，此时身体其他较不需要血液的部位，就应经神经作用的支配，将血液调度至胃肠。

应该注意的是，这种随机应变的灵活调度，必须在肝脏功能完全正常而能贮存大量血液的情况下，才能顺利进行。

肝病有哪些种类

1 病毒性肝病

指因病毒所引起的肝炎、肝硬化及肝癌。有几种病毒可以引起肝炎，其中主要变化在肝脏的有五种：即

甲、乙、丙、丁、戊型肝炎病毒。其中乙、丙型肝炎病毒会导致慢性肝炎、肝硬化，通常来说亦会引起肝癌，甲、戊型肝炎则一般不会有慢性变化。

2 酒精性肝病

指因长期酗酒而造成的肝病。其造成的肝病变，可从初期的酒精性脂肪肝、酒精性肝炎发展到严重的酒精性肝硬化，甚至发展到肝癌的阶段。

3 药物或毒物性肝病

指因服用药物、化学药品或其他对肝脏有毒害作用的物质而造成的肝病。食物中例如米、花生等受到黄曲霉素的污染，被认为是日后产生肝癌的原因之一。

4 新陈代谢异常性肝病

指体内对某种物质新陈代谢不良所导致的肝病，像威尔逊症就是

因体内对铜的代谢出了问题而导致的肝病。

5 肝肿瘤

　　肝肿瘤实际上包括许多的诊断，不过可以区分为良性及恶性两大类。最常见的良性肝肿瘤是肝血管瘤，而常见的恶性肝肿瘤包括肝细胞癌（简称肝癌）、胆管癌及转移性癌（原发于其他器官再移至肝脏者）。

　　此外，俗称的脂肪肝，是指肝细胞的脂肪含量增加。引起脂肪肝的原因可能是酗酒、糖尿病、血脂肪过高、体重过重等因素。

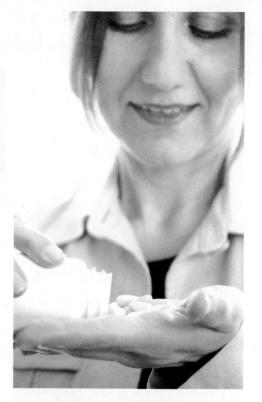

肝病的自测

　　如何对自己进行肝病自测，以便及时就诊治疗呢？一般说来，出现以下几方面情形时要引起注意。

情形一

肝炎流行季节或地区以及家中有急性肝炎患者时应高度警惕，时时提防。

情形二

少数人在发病前有类似感冒的症状。

情形三

无明显诱因而突然出现神疲乏力、精神倦怠、两膝酸软等。

情形四

突然出现食欲不振、厌油、恶心、呕吐、腹胀等消化道症状。

情形五

右肋部有隐痛、胀痛、刺痛或灼热感。

情形六

巩膜、皮肤、小便发黄或呈浓茶色。

情形七

两眼虹膜上斑点明显。

情形八

手掌呈金黄色，或整个掌面有暗红色或紫色斑点。

情形九

手掌,特别是大、小鱼际部分和指端掌面的皮肤充血性发红。

情形十

两手无名指第二指关节掌面有明显的压痛感。

情形十一

在两耳廓相应的肝点区,有一结节隆起,轻压此点时,疼痛较其他部位明显。

情形十二

面色黧黑无光泽。

情形十三

全身皮肤表面可见蜘蛛痣。

情形十四

右侧颈静脉怒张。

情形十五

腹部膨隆,腹壁上静脉暴露明显。

情形十六

下肢水肿明显,甚至全身水肿,小便量少。

情形十七

有长期酗酒史或长期服用对肝脏有害的药物(如四环素、氯丙嗪、磺胺类等药物)者,应警惕酒精性肝炎或药物性肝炎。

情形十八

肝癌患者可触及肝脏表面不平整,有结节感,压痛明显。

情形十九

严重患者口中有一种类似烂苹果的气味。

肝病患者为何身体会发冷

> 动物分为"变温动物"和"恒温动物"两大类。

所谓"变温动物",即体温会随着季节变化而改变,譬如,蛇和青蛙就属于变温动物。

至于人类,体温一年到头总是保持一定的温度,即为"恒温动物"。为什么人体会保持一定的体温呢?简

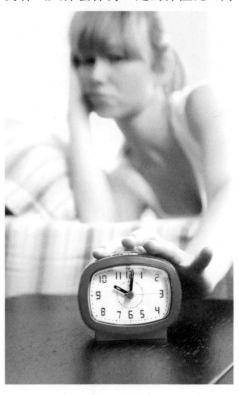

单地说，因为人体内具有一套保温设备，同时，由于体内产生的热量相当大，所以，可以维持体温的正常。

通常，我们摄取的食物，其中所含的营养成分，有40%转变为活动筋骨时所需要的能量，还有60%转变为保持体温所需要的热量。平常一个人一天中，摄取的营养共有8360~12540焦耳（2000 ～ 3000 卡，1 焦耳=4.18 卡），因此，转为热量的有 1200 ～ 1800 卡。

这种维持体温的热量，白天里，通常由肌肉的活动而产生。但是，在所有热量中，由肝脏发出的就占15%左右。

由于肝脏承担各种物质的中间代谢，或者在进行解毒作用时会产生热量，所以肝脏可以提供将近15%的热量。

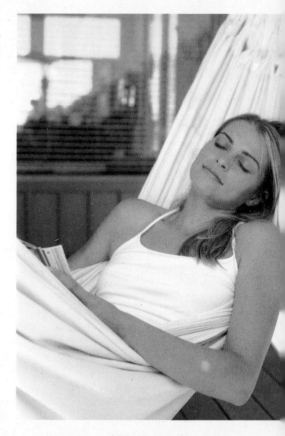

在白天，人体活动频繁，因此产生的热量足以维持体温的正常。可是，一到夜晚时，肌肉的活动近乎停止，这时维持体温的热量，大部分就得依赖肝脏的供给。

所以，一个人不会在寒冷的夜晚冻死，这都是肝脏的功劳。

肝病患者因为肝功能不完善，而无法产生充足的热量，从而导致了身体发冷的现象。

如前所述，肝脏是默默的耕耘者，它对人体有重大贡献，我们的确应当好好加以爱惜，使它正常运作。

健康宝典

急性肾炎调护与预防

中医学认为"怒伤肝""思伤脾"，说明忧思恼怒是能够伤害肝脏、影响消化功能的。临床常见情绪异常的肝病患者恢复较慢，特别是腹胀、纳差、失眠、肝区疼痛等症的起伏较大。现代医学研究认为精神因素对免疫调节有一定的影响，而肝炎的发病与转归又与免疫失调有关。因此，肝病患者应该正确对待自己的疾病，"莫忧思、莫大怒、莫悲愁、莫大惧"。

肝病患者为何容易疲倦

> 稻米和小麦等是人类的主食，其主要营养成分是碳水化合物，也就是糖质，这种糖质在体内被分解为葡萄糖，然后由小肠加以吸收。而这些被小肠吸收的葡萄糖，就是日常活动里人体所需能量的来源。

大多数人向来以米饭为主食，所以吸取大量的糖质不足为奇。但随着时代的变迁，新一代的年轻人，渐渐地不以米饭为主食。就营养均衡而言，适量地吃一些米饭，才是比较明智的选择。一个人如果只吃米饭，固然不是好现象，但是比起完全不吃米饭的人来说，还是好得多。

葡萄糖是人体所需能源的供给者，这点大家已经明白。然而，它并不是原原本本地就能转变为热量，通常它和其他种类的营养成分一样，先输送到肝脏，经过一番化合作用后，有一部分的能源贮存在肝脏内。贮存在肝内的称为肝糖，而另一部分输送至人体各部分的，就称为葡萄糖。人的肝脏重约 1.2 千克，而肝糖约占肝的 10%，即每个人贮存在肝内的肝糖约 120 克左右。一个人激烈运动时，血液中的葡萄糖消耗量骤然增加，这

时留在肝内的肝糖，会马上转变为葡萄糖递补上去。可是，一旦肝脏发生疾病，肝脏内就无法贮存足够的肝糖，因而，血液中的葡萄糖发生短缺现象时，就无法及时进行补充，人体因而更加衰弱了。

人体内贮存有大量的肝糖，所以，有时不吃东西，也可用这些能源支持身体的活动。

肝糖也有一部分由肝脏转移到人体肌肉内贮存，只要人们做激烈的运动，这些贮存在肌肉内的肝糖，就会马上变化为支持运动的能源。

当我们运动时，肝糖变化为脱水葡萄酸，这就是能源的来源。这种脱水葡萄酸酸化后，就产生了能源，而产生的碳酸就和汗水一齐排出体外。

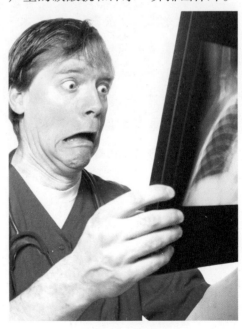

值得一提的是,肝糖要变为能源,必须依靠维生素 B_1 的帮助。所以,人体若缺乏维生素 B_1 能源的转换就会出现问题。不能充分制造能量,因而身体容易感到疲倦。

但是,我们也知道,维生素 B_1 同样是贮存在肝脏内的,如果肝脏发生毛病,不但没法往其他有需要的器官输送维生素 B_1,而且连制造能量的能力也没有,因而肝病患者当然感到十分疲惫、精神不振。总而言之,不管吸取多少的维生素 B_1,只要肝机能失调,维生素 B_1 就没有办法发挥它原有的功能。

肝病会影响到患者的性能力吗

"荷尔蒙"(激素)一词尽人皆知,但没多少人对它有深一层的认识。维生素和荷尔蒙的区别,常常使人费脑筋。但最主要的区别在于,维生素是由食物而来的,而荷尔蒙是由体内内分泌腺所分泌的。

这种分泌荷尔蒙的内分泌腺,包括脑下垂体、甲状腺、肾上腺、胰脏以及睾丸、卵巢等,另外还有几项,在此不再一一加以列举。总之,如上所述,荷尔蒙的来源主要是内分泌腺。

这些荷尔蒙彼此均有关联,一种荷尔蒙可以促进另一种荷尔蒙的分泌,或者抑制另一种荷尔蒙的分泌。

被分泌的荷尔蒙,过少或过多的量,对于器官的发育以及体内各种机能和新陈代谢等,都会产生有害的影响。而且,荷尔蒙彼此之间一旦失去平衡,正常的情绪将产生很大的变化。正如交响乐队的指挥者一样,荷尔蒙的分泌,也要有一个调和的机关。肝脏就是这样一个机关。因此我们了解到,分泌荷尔蒙的脑下垂体、甲状腺、胰脏、肾上腺、睾丸和卵巢等器官,如果得病,会失去某些能力,对身体的影响是相当严重的。反过来说,若内分泌腺都很健全,但肝机能衰退时,荷尔蒙彼此之间失去平衡的调和机关,那么内分泌的机能也会随之失去。

荷尔蒙的特征是,极微量即可发挥很明显的作用。

而且,还有一件极有趣的事,即动物荷尔蒙的化学构造大都相同,只有少数例外。所以,我们将取自牛、马的性荷尔蒙注射入人体,仍然会使人产生性兴奋。现在人们对荷尔蒙的研究已经相当先进,可用化学处理得到结晶的荷尔蒙。由于荷尔蒙量微功效大,所以使用时务必审慎,定要经由医生指示,不可随意自行使用。

肝病为何会影响免疫功能

所谓免疫功能，是指细菌侵入人体时，为抵抗细菌而产生的防护作用。这就好像军队，他们的任务在于保护国家的安全。细菌侵入人体时，白血球和淋巴腺会将细菌杀死。这些细菌称为"抗原"。相反的用来对付抗原的称为"抗体"。

白血球是人体产生的抗体，可把抗原的毒性消灭掉。抗体是由淋巴腺、脾脏、骨髓及小肠等产生出来的，因

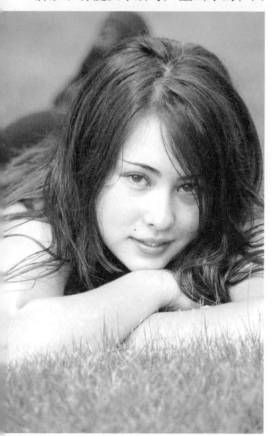

此，抗体的生成和肝脏并没有直接的关系。

我们将血液放置一段时间后，可发现下面积有血球，而上方的透明液体略带黄色，这称为血清。

血清的主要成分是蛋白质，这种蛋白质中又含有球蛋白和白蛋白两种成分。白蛋白是由肝脏制成的，球蛋白的种类则有多种，其中有一种称为加曼克罗叶啉，别名称为免疫球蛋白，因为它是抗体的一种。这种免疫球蛋白是由淋巴腺、脾脏、骨髓及小肠所产生。也就是说，每当抗原侵入体内时，免疫球蛋白就得担起保卫身体的责任。

每当敌人入侵时，就得集聚军队进行抵抗。而担任这项集合任务者便是蛋白素。因此，肝脏衰退时，蛋白素就相对地减少，如果靠血球素来担任集合任务，因为整个抗体显得散漫零乱，没法集合，因此难以达成消除敌人的任务。而且，蛋白素减少时，血球素相对地会增加许多。

总之，肝脏引起疾病时，蛋白素就会减少，这么一来，正像缺乏机动力的军队一样，而没有机动力的军队，就无法发挥力量。

肝在抵御外侵的作战行动中，还担任另一重要角色：肝里面有一种叫

健康宝典

肝癌治疗原则

1.手术治疗 常根据患者全身情况、肝硬变程度等决定不同的手术。

2.介入治疗 对于中、晚期肝癌，采取肝动脉灌注化疗及栓塞术或肝动脉和门静脉支双重化疗、栓塞术。

3.中药治疗 适用于一些不适合手术和放、化疗或手术后复发的患者。

做细胞内皮系的细胞，在抵御外侵行动上，发挥着强大的作用。每当敌人入侵时，肝脏细胞内皮系的细胞立即起来加以捕捉，对于侵入的细胞组织抗体，传达作战情报、发布作战命令。

换句话说，肝脏的细胞内皮系是作战指挥中心，由它指挥进行歼灭敌军的行动。一旦细胞内皮系受损，行动必然受阻，从而导致失败。

肝病患者为何会出现止血困难

遇到车祸受伤时血流不止，因而不治身亡的例子，不在少数；我们也常听到血流不止的"血友病"，这是一种相当可怕的疾病。为了不使血液继续流出体外，血液本身会发挥一种凝固作用。这种血液凝固机理，就医学立场来看，也是相当难以理解的。

一个人受伤时，一定要使血液马上凝固，阻止血液的外流。但是，如果没有受伤，体内的血液突然发生凝固，这也是一项危险的信号。

人体没有重大伤害时，血液一直是相当畅通的。但是，一有外伤引起出血现象时，会马上产生凝血作用，而促成这种凝固作用顺利发挥者，也是肝脏。血液会凝固，是因为血液中的血小板发挥了作用，每当血液和外面的空气接触时，它就与纤维素结合，形成血饼，堵塞伤口，使血液停止流向体外。

人体中含有许多血小板。纤维素如果太多，人体的血液便会呈凝固状态，所以，纤维素通常以纤维蛋白素原的姿态存在于人体内。每当需要制成血饼时，纤维蛋白素原马上变为纤维素而将血小板坚固地结合起来，以

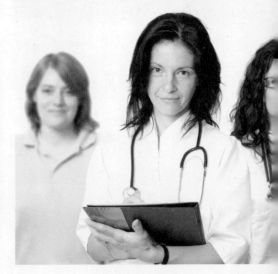

酗酒容易导致肝病

据统计，世界上有 1500 万 ～ 2000 万人酗酒，其中 10% ～ 20% 的人有不同程度的酒精性肝病。在我国，也有不少人嗜好饮酒。大家都知道，适量饮酒对大多数人的健康并没有损害，少量饮用某些酒，如葡萄酒等，对身体还有一定的好处。但是，长期过量饮酒，特别是饮用高度数的酒，就会使肝细胞反复发生脂肪变性、坏死和再生，最终导致肝硬化。

血饼阻止血液的大量流出。

纤维蛋白素原和凝血素都是由肝脏产生的。因此，肝脏发生病变时，纤维蛋白素原和凝血素在血液中的浓度会下降。

同时，要使凝血素转变为凝血酶素所需要的物质，也要由肝脏产生。总而言之，所有能使血液凝固的物质，都是由肝脏产生的。再者，肝脏在制成这些物质时，必须靠维生素 K_1 的帮助，才能完成化合作用。

维生素 K_1 由肠内的细菌所合成，然后进入血液，流入肝脏时，就停留于肝内，帮助肝脏制造凝固血液的物质。所以我们可以说，肠内的细菌在帮助血液凝固过程中，担任着重要的角色。

可是，肝脏一旦发生病变，不管肠内细菌制成多少的维生素 K_1，也没法贮存下来，更谈不上被利用了。同时，肝内的维生素 K_1 不足时，纤维蛋白素原及凝血素等凝固血液的物质就没法产生，进而影响血液的凝固作用和止血功能，对人体危害极大。

通常我们听到某人因黄疸病死亡，这是肝病恶化所引起的悲剧。可是，原来健康的肝脏突然出血，因而死亡者为数也不少。严重的肝病患者死亡时，胃及肠开始涌出大量血液，经由嘴巴或肛门排出体外，死状极为恐怖。

上篇 疾病常识与预防

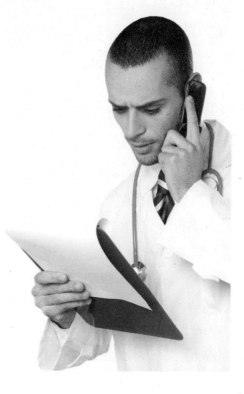

17

肝病会造成贫血吗

> 血液占人体重量的1/13～1/12。例如，体重50千克的人，就有4～5毫升的血液。

人体内的血液，并不能充分保证身体各部器官的需要。所以，我们需要荷尔蒙和神经系统帮助血液调合身体，血液因而可以按时间的需要，重点集中于某一器官工作。例如，刚吃下东西时，胃部和肠的活动变得忙碌，因此体内的血液就重点集中在胃、肠部分。同时，肝脏的血液也会增加许多。通常食后30分钟，肝的血液量增加3～4倍。这时肝脏的活动十分频繁，它忙着将从食物吸收而来的营养物，很快地转化为各种各样的成分，分配到各部器官中去。

一个人在思索一件事时，血液就集中到脑部；运动时，血液就集中在身体肌肉内。血液就这样流来流去，有效地维持身体各器官的活动。

血液要集结到一个部位，或者把集中的血液移到别的部位，暂时的血液集合所就是肝脏。

肝脏负担血液转送的任务，现举一例来说明，即当一个人遇到大量出血或血压降低时如果检查肝脏可以发

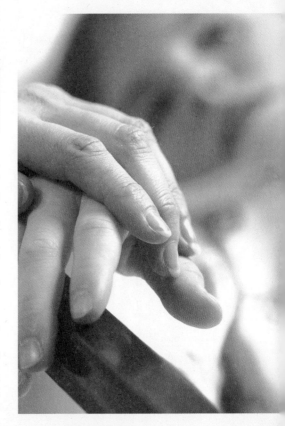

现，血液量会降低20%左右。

人体大量出血时，肝脏的血液就马上补充到不足的部位。而且，胎儿的肝脏具有造血功能。也就是说，胎儿时期，由肝脏负责造血。

胎儿生下来后，如果骨髓（主要的造血器官）发生毛病时，肝脏仍然担负起造血的任务。而骨髓在造血时，所需要的维生素 B_{12}、叶酸以及红血球必需的铁质等物质，都是由肝脏提供的。

因此，肝脏一旦发生疾病，通常会引起贫血。

蜥蜴受到敌人攻击时，为了分散敌人的注意力，常把尾部切断留在原地，而自己却逃之夭夭。尾巴断后，蜥蜴可以再次长出新尾巴，也就是说蜥蜴的尾巴可以再生。

人类的手、脚切断后，想再重新长出，这是绝对办不到的；其他如肾脏和心脏等内脏也是不可能再生。又如胃溃疡，把胃部割除一部分，半年后，胃部又大起来，这是胃膨胀的缘故，绝不是一种再生现象。不过，肝脏却具有再生能力，而且是唯一具有这种能力的人体器官。我们把动物拿来做实验，发现被割掉75％的肝脏，还可再生成原来大小的肝脏；把狗的

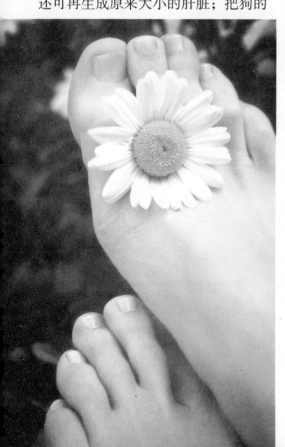

肝脏割掉75％，等2个月后，肝脏又可长成原来的大小。

不仅如此，把刚长成的肝脏再次割掉75％，同样地反复割几次，最后肝脏还是回复原来的大小，甚至比原来的大一些。

假如误服老鼠药的话，肝脏将会受到重创。但如果没把肝的机能全部破坏，肝脏还是可以再生的。

若是罹患肝硬化及恶性贫血，则会影响肝的再生能力。

肝炎早期症状有哪些

> 只要了解肝病的一般常识，对肝炎有所警惕，充分注意以下几个方面，早期发现肝炎是完全可以做到的。

第一，近半个月至6个月内曾与肝炎患者密切接触；吃过半生不熟的海产贝类食物，或输过血，注射过血浆、白蛋白、人血或胎盘球蛋白等血制品；或有过不洁性接触；用过消毒不严格的注射器，接受过针灸、纹身、拔牙和手术等，即有被传染上肝炎的可能。

第二，近来全身疲乏无力、不想吃东西、恶心、呕吐、厌油腻、腹胀、

肝区痛、大便不调、尿黄似浓茶等，经休息后上述症状仍不见好转，而又找不到其他原因时，就应考虑到患肝炎的可能性。如能及时去医院检查，发现肝脏变大，尤其是出现黄疸，就应当高度警惕有患肝炎的可能。

第三，有第一项接触史和第二项自觉症状体征者应迅速做必要的实验室检查。如已有巩膜、皮肤或黏膜黄染，马上可做尿三胆检查。如发现尿中胆红素阳性(正常人尿中胆红素阴性)，同时查出血清丙氨酸氨基转移酶升高，患肝炎的可能性更大。起病缓慢、症状轻微者，可怀疑为无黄疸

型肝炎，隐性感染或亚临床肝炎者，应定期进行实验室检查。

第四，进一步做肝炎病毒方面的抗原及抗体检查，以明确属于哪一种肝炎。当甲肝病毒抗体免疫球蛋白M(抗–HAVIgM)阳性时即可考虑为甲型肝炎；高滴度的抗乙肝核心抗体免疫球蛋白M(抗–HBclgM)阳性伴有乙型肝炎表面抗原(HBsAg)阳性时，可考虑为乙型肝炎。同样采用丙型、丁型、戊型、庚型肝炎特异性的诊断试剂盒进行检测，均可分别协助确定肝炎的病原。

肝炎患者血液检查有哪些内容

1 血清黄疸指数及胆红素定量

肝脏可以制造和排泄胆汁，当肝细胞受损时，胆汁逆流入血造成血清胆红素含量升高。此项检查可以反映黄疸的有无、程度和性质。

正常值：黄疸指数为 4 ~ 6 单位；胆红素定量为 17.1 微摩 / 升以下。

2 血清丙氨酸氨基转移酶活力测定

肝脏中丙氨酸氨基转移酶（ALT，曾用 GPT 即谷丙转氨酶）比血中浓

度高 10000 倍。肝脏病变时，肝细胞膜的通透性增加，肝脏转氨酶释放入血液，使血清酶含量升高。此酶升高幅度常反映肝细胞损伤程度。

正常值：5 ～ 25 单位。

3　血清蛋白质总量、白蛋白和球蛋白比值测定

急、慢性肝炎患者的白蛋白合成减少，球蛋白无变化或增多，总蛋白量正常或降低；白蛋白 / 球蛋白比值 (A/G) 改变或倒置。

正常值：总蛋白质 60 ～ 80 克 / 升；白蛋白 35 ～ 55 克 / 升；球蛋白 20 ～ 30 克 / 升；白蛋白 / 球蛋白比值为 1.5 ：1 ～ 2.5 ：1。

4　麝香草酚浊度试验

麝香草酚浊度试验是肝脏蛋白代谢混乱的一种定性试验。肝脏病患者的血清与麝香草酚巴比妥缓冲液试剂混合后即可出现混浊，通过与事先备好的标准混浊试管进行比较，可测出其混浊程度。正常值为 0 ～ 6 马氏单位，大于 7 马氏单位为阳性。其混浊程度与肝损伤程度基本平行。急性肝炎早期即可出现阳性，恢复期转为阴性；持续阳性者是向慢性转化的指征。慢性活动性肝炎及肝硬化活动期均可为阳性。静止期可下降或接近正常。

健康宝典

肝硬变常见的并发症

随着肝硬变肝功能失代偿的出现，可发生不同的合并症。最常见的合并症有以下几种：

1.上消化道大出血　肝硬变发展到肝功能失代偿的后期，可能会形成上消化道大出血。

2.腹水及浮肿　因肝功能减退时，内分泌功能失调，血中醛固酮、抗利尿激素以及雌激素增加，是形成腹水和浮肿的一个原因。

3.原发性腹膜炎及合并其他部位感染　肝硬变时由于患者身体抵抗力降低，易并发各种感染，如细菌性肺炎、支气管炎、尿路炎、肠炎、原发性腹膜炎及肺结核等。

4.肝昏迷　肝功能严重衰竭时可发生肝昏迷。

5.原发性肝癌　不少学者称肝硬变是肝癌的重要癌前病变。故应高度重视肝硬变的预防和积极治疗，并对肝硬变定期做有关检查，如发现异常，及时采取外科治疗措施。

6.门静脉血栓形成　约有 10% ～ 15% 的肝硬变患者可并发门静脉血栓形成。

目前设备先进的医院均用蛋白电泳测定取代该检验，但农村和基层医院仍会沿用该检验作为常规肝功能的指标之一。

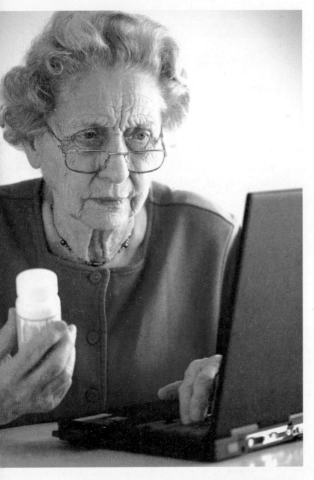

黄疸是怎样形成的呢？在正常情况下，人体血液中的红细胞不断从骨髓中产生。红细胞的生命期平均为120天。衰老的红细胞自然破坏后就产生血红蛋白。每日有250～300毫克的血红蛋白在体内要转化为间接胆红素。这种间接胆红素随血液循环到达肝脏，在肝细胞内转化为直接胆红素。肝细胞分泌直接胆红素到毛细胆管后，成为胆汁的主要成分。胆汁从胆管经小肠到大肠，小肠下段和大肠里的细菌会把直接胆红素还原，转变为胆素原，每天约排出40～280毫克的粪胆素（由胆素原氧化而成），把大便染成黄色。胆素原的另一部分重新由肠道吸收入血，再回到肝脏，随血液循环由肾脏排出（每天0.5～4.0毫克），即尿胆原。

上述过程周而复始，产生量和排泄量处于动态平衡中。所以正常人体中的胆红素量是恒定的。血液中胆红素含量为17.1微摩尔／升。尿胆原为少量，大便保持正常黄色。

当上述过程中的任何一个环节发生病变或故障时，胆红素就会大量反流或存留在血中，血清胆红素量就可以升高。当血液中血清胆红素量超过34.2微摩／升时，巩膜、皮肤、黏膜就会发黄，称为黄疸。

肝炎黄疸是怎样形成的

我们常常看到有些患者皮肤明显发黄，巩膜也变成黄色，尿则成浓茶色，这就是黄疸。它是由胆红素在血液中的含量增多而造成的。胆红素是黄色的，所以可使尿液呈黄色，当胆红素含量增加到一定的程度后，就会把皮肤、黏膜、器官、组织染成黄色，这就是我们所说的黄疸。

哪些方法可以检查黄疸病

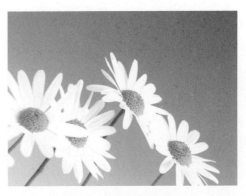

1 黄疸指数测定

正常人黄疸指数为 4 ~ 6 单位。黄疸指数增高，表示血中胆红素增加，超过 15 单位，巩膜可出现黄色，7 ~ 15 单位时，查不出黄疸体征，称为隐性黄疸。黄疸性肝炎的血清黄疸指数早期即有增加，多在 20 ~ 100 单位之间，也可达 100 单位以上，与肝细胞损害的程度一般成正比。完全阻塞性黄疸时可高达 150 单位以上。

黄疸指数测定方法简便，但它只表示血清中的黄疸程度，不能鉴别胆红素的性质。同时，它可受某些其他因素影响，如口服阿的平、胡萝卜素能使血清黄色加深；进食脂肪过多，或是某些原因引起溶血，均可影响其准确性。

2 胆红素定性试验

这种试验分为三种反应：

直接反应：表示血清中结合胆红素增加。

间接反应：表示非结合胆红素存在或增加。

迅速反应：表示两种胆红素均增加。

血清中的结合胆红素能直接与重氮试药结合，并迅速或较快地呈红色反应，这叫直接反应；如 30 秒钟内，红色达到最深，称直接迅速反应；30 秒钟内出现红色，以后逐渐加深，称直接双相反应；1 分钟后才有红色出现，以后逐渐加深，称直接迟缓反应；10 分钟仍不显红色，为直接反应阴性。非结合胆红素与重氮试药接触后，不立即起红色反应，加酒精后才出现红色，称间接反应。

正常人直接反应阴性或直接迟缓反应，间接反应弱阳性。

肝细胞受损引起的黄疸，胆红素定性试验多为双相反应或直接反应阳性。阻塞性黄疸，直接反应多呈强阳性；溶血性黄疸则间接反应呈强阳性，而直接反应呈阴性。

3 胆红素定量试验

这种试验是检测血中总胆红素与直接胆红素的含量。正常人总胆红素为0.2～0.8毫克%，直接胆红素为0.2毫克%以下。总胆红素减去直接胆红素，即为间接胆红素的含量。

总胆红素增加，表明有黄疸，其意义与黄疸指数增加相同。直接胆红素增加表明有阻塞性或肝细胞性黄疸。间接胆红素增加，表明有溶血性黄疸。

如直接胆红素高于0.25毫克/100毫升，而总胆红素正常，常见于早期肝细胞损害，如轻型肝炎的黄疸前期，或是无黄疸性肝炎、早期肝硬化等。若直接与间接胆红素均增高，

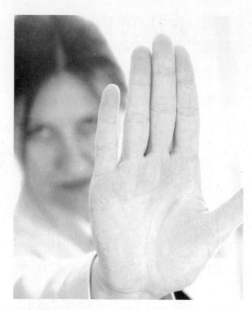

其直接与间接比率小于35%，为溶血性黄疸；如比率大于35%，常为肝细胞性黄疸，也可见于阻塞性黄疸。

什么叫"尿三胆"

尿三胆包括：胆红素、尿胆原、尿胆素。这是测定肝脏对胆红素代谢功能状态的一种简便方法。由于检查方法简单，很快就能得出结果，因而在检查疑有黄疸的患者时，一般都先做尿三胆检查。如果发现尿三胆不正常，再抽血化验肝功能。

正常人尿中没有胆红素，仅含少量尿胆原。故尿三胆试验时，胆红素应为阴性，尿胆原可呈弱阳性，但尿液稀释成5%也应为阴性。

✖专家指导

慎重对待肝炎治疗

我国知名的肝病专家、南京市第二医院主任医师孙溪宾教授称，以药物治疗乙型肝炎为例，对急性乙肝的治疗主要是支持和对症用药，要避免滥用药物；对慢性乙肝要采取抗病毒、调整免疫、保护肝细胞、防止纤维化和改善微循环等综合治疗。即使用目前公认的抗病毒作用很强的干扰素和一些直接抗病毒的最新药物，也得在3个月以后才产生一定疗效，而且治疗过程也普遍较长。况且，迄今真正能让乙型肝炎表面抗原(HBsAg)转阴的药还没有，凡自称能"转阴"的疗法或药物都缺乏科学根据，患者不可信。

胆道阻塞或肝细胞受损时，血中直接胆红素浓度增高，这种胆红素属于水溶性，可由肾脏随尿排出，故尿胆红素试验阳性。如尿胆红素试验阴性，而巩膜皮肤发黄，多提示为溶血性黄疸。因血中增加的胆红素属间接胆红素，不溶于水，故不能通过肾脏从尿中排出。患急性病毒性肝炎时，当黄疸尚未出现之前，血清胆红素超过了3毫克%时，尿中即可出现胆红素。当黄疸开始消退时，巩膜皮肤仍可见有黄疸，而尿中胆红素即可消失。

所以，尿三胆试验对早期发现黄疸性肝炎有一定的帮助，同时还可以区别是由哪种疾病引起的黄疸。

病毒性肝炎临床类型有哪些

根据病毒性肝炎在临床表现上的共性，常用于诊断的临床类型有：

1 急性黄疸型肝炎

该病程经过可分为黄疸前期、黄疸期、恢复期三个阶段。

（1）黄疸前期　起病急，多有发热，四肢乏力，食欲不振，厌油腻，恶心，呕吐；少数患者以发热、头痛、上呼吸道症状为主；有的还出现关节疼痛、皮疹、心律失常，本期末黄疸开始出现。本期持续时间6天左右。

（2）黄疸期　发热减退，但巩膜、皮肤之黄疸及尿色加深，部分患者可有大便颜色变浅，皮肤瘙痒等表现。肝大，有压痛及叩击痛，部分病例有轻度脾大。本期持续15～40天。

（3）恢复期　黄疸逐渐消退，症状减轻以至消失，肝脾逐渐回缩，肝功能逐渐恢复正常，一般30～90天后可康复。

2 急性无黄疸型肝炎

急性无黄疸型肝炎较急性黄疸型肝炎更为多见，起病较缓，除无黄疸外，其他临床表现与急性黄疸型肝炎

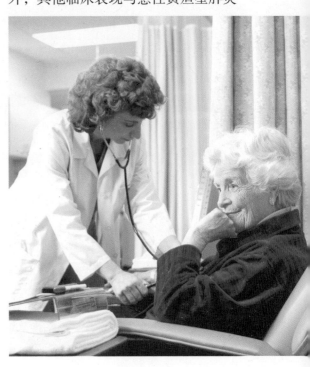

大同小异，但一般症状较轻，部分病例症状不明显，可在健康检查中发现肝肿大及肝功能异常，病程100天左右。部分患者迁延不愈或反复发作，可发展为慢性肝炎。

3 慢性肝炎

慢性肝炎又分为轻度型、中度型、重度型三种。

（1）轻度型 相当于原慢性迁延性肝炎或轻型慢性活动性肝炎，病情较轻，症状不明显或虽有症状但肝功能指标仅1项或2项轻度异常。

（2）中度型 相当于原中型慢性活动性肝炎，临床症状介于轻度型与重度型之间。

（3）重度型 相当于原重型慢性活动性肝炎，有持续的或比较明显的肝炎症状，可伴有肝病面容、蜘蛛痣、

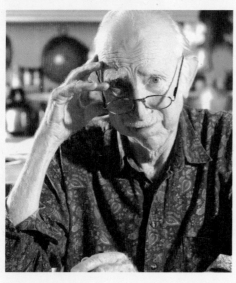

肝掌、肝脾大，排除其他原因者，白蛋白明显降低和胆红素明显升高以及凝血酶原活动度明显降低50%左右者。

4 重症肝炎

重症肝炎又分为急性重症肝炎、亚急性重症肝炎、慢性重症肝炎。

（1）急性重症肝炎 起病10天左右，会出现精神神经症状，如嗜睡、烦躁、行为异常、昏迷、抽搐等症状。肝浊音区迅速缩小，中毒性肠麻痹，黄疸迅速加深，腹水，出血倾向，凝血酶原时间延长，凝血酶原活动度降低到40%以下。后期出现脑水肿、脑疝，谷丙转氨酶下降与胆红素上升呈酶胆分离现象，还可见血胆固醇降低，病程一般7～15天。

（2）亚急性重症肝炎 即亚急性肝坏死，急性黄疸型肝炎病后10天以上出现与急性重症肝炎相似而稍轻的临床表现，病程可长达数月，存活者有近1/3发展为肝炎后肝硬化。

（3）慢性重症肝炎 临床表现同亚急性重症肝炎，且有慢性活动性肝炎或肝炎后肝硬化病史、体征及严重肝功能损害。

5 淤胆型肝炎

淤胆型肝炎过去称毛细胆管型肝炎，起病类似急性黄疸型肝炎，主要

特点是肝内胆汁淤积性黄疸持续20天以上，皮肤瘙痒，大便呈陶土色，血胆红素明显升高，且以直接胆红素为主，肝大明显，碱性磷酸酶、转肽酶、胆固醇明显升高，且具黄疸三分离特征：即黄疸明显而消化道症状较轻，谷丙转氨酶轻度升高，凝血酶原时间延长或凝血酶原活动度下降不明显，并排除其他肝内外梗阻性黄疸者。

6 肝炎后肝硬化

如果慢性肝炎患者具有腹壁静脉曲张，腹水，脾大；影像学检查可获得食道静脉曲张、门静脉及脾静脉明

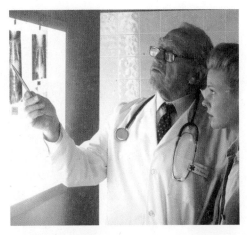

显增宽等门静脉高压证据。腹腔镜检查及病理诊断更有意义，尚需排除其他原因所致的肝硬化。根据肝脏炎症是否活动可区分为：

（1）活动性肝硬化 慢性活动性肝炎的临床表现依然存在，肝脏质地变硬，脾进行性增大，伴有食道静脉曲张及腹水等门静脉高压表现，肝功能明显异常。

（2）静止性肝硬化 有肝硬化的临床表现，肝活检提示肝组织有假小叶形成，其周围炎症细胞较少，间质及实质界限清楚，谷丙转氨酶及胆红素均正常。

病毒性肝炎有哪些主要的临床表现

1 全身表现

表现为食欲不振、呕吐、厌油、

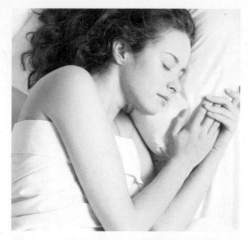

恶心、乏力、腹泻、易疲倦、肝区疼痛、尿黄等。症状的严重程度大致和病情成正比，乏力病情越重，越明显。重症肝炎患者通常感到极度乏力，浑身提不起一点劲。急性肝炎患者乏力与重症肝炎患者相比，程度要轻一些，可能仅仅比正常疲乏一些而已。一个肝炎患者可以出现极度的乏力，食欲不振，顽固的恶心呕吐，腹胀，则要注意该患者可能是一个重症肝炎患者，应该及时到医院就诊。值得注意的是，由于肝脏具有很强的代谢能力，轻型肝炎可能并无自觉症状，健康体检时发现肝功能异常，肝炎病毒标志物为阳性，才得知自己患了病毒性肝炎。

右上腹是肝脏所在部位，部分患者可出现右上腹的疼痛，疼痛的性质可能是隐痛、胀痛或钝痛等，往往时有时无，程度也不重或仅有

不适感，有些患者两肋部还会有胀感。如果疼痛剧烈，甚至令人难以忍受，可以寻找其他一些原因，例如胆结石、肝癌等。

2 体征

黄疸型肝炎患者可以出现巩膜、皮肤的黄染。巩膜的黄染先于皮肤黄染。急性病毒性肝炎患者皮肤为金黄色（中医学称为阳黄），慢性肝炎患者出现黄疸时，其皮肤晦暗无光泽，颜色可为黄绿色。黄疸的程度往往反映肝脏受损的程度，所以有黄疸的肝炎一般比无黄疸的肝炎重一些，不过淤胆型黄疸肝炎的黄疸很深，但病情通常并不重，这要算是例外了。

慢性肝炎和肝硬化患者可出现蜘蛛痣和肝掌。蜘蛛痣是一种扩张的小血管征象，见于患者的颈部和前胸，特征是一个红点为蜘蛛的躯干，向其周围伸出扩张的毛细血管足状分支，倘若用细物按压中心红点，红点及足状分支会暂时褪色消失。肝掌即双手掌的大小鱼际呈现红斑样充血，压之可褪色。

急慢性肝炎患者肝脏均有肿大，但在质地上有所不同。正常肝脏质地柔软，触之无疼痛。急性肝炎肿大的肝脏质地较充实，但仍然偏软。慢性

肝炎患者肿大的肝脏质地较韧较硬。肝硬化患者肿大的肝脏质地则硬如额头。病毒性肝炎患者的肝脏可有触痛，叩击肝区亦感疼痛，同时，脾脏也可肿大，压左上腹部可被触及，但肿大的脾脏并无触痛及叩击痛。有腹水存在时，腹部叩击可以听到浊音。如果患者在仰卧位与侧卧位间移动，由于腹水具有流动性，故浊音也会跟着移动，而移动性浊音是腹腔内存在液体的体征。有低蛋白血症的患者，其身体低垂部位，如双下肢会出现凹陷性水肿。

3　实验室检测

不管是急性肝炎还是慢性肝炎，肝功能检查均可出现转氨酶水平升高，黄疸患者会出现血清总胆红素(直接胆红素、间接胆红素)升高，慢性肝炎、肝硬化患者可出现白蛋白、球蛋白比例倒置的现象，即白蛋白下降，而球蛋白升高。重症肝炎患者可有胆碱脂酶含量的下降，若出现"酶胆分离现象"，即谷丙转氨酶轻度升高或正常，而血清总胆红素明显升高，提示预后不良。

老年性病毒性肝炎有何特点

老年人的肝炎发病率占总肝炎发病率的2%～3%，也有报告高一些，在老年人的传染病中占据首位。病原学检查中以乙型肝炎为主，约占1/2。老年人肝炎黄疸发生率高，程度深及持续时间长，重症肝炎发病率高，慢性肝炎等并发症发生率高，发病后恢复缓慢，总预后较差。谷丙转氨酶的升高幅度及凝血酶原降低程度虽比其他年龄段的患者轻，但临床表现却较严重。

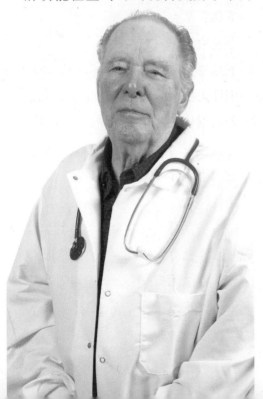

上述特点可能与下列因素有关：老年人生理功能相应减退，肝细胞再生能力差，肝脏的解毒能力、代谢功能降低，老年人免疫功能低下，心、

29

肾等重要脏器可能存在慢性疾病或有潜在病变等。

甲型肝炎的传播途径是什么

> 甲型病毒性肝炎（以下简称甲肝）主要由粪口（或肛口）传播，因饮食不洁，感染甲肝病毒而得病。

甲肝病毒侵入人体后，首先在消化道中增生，在短暂的病毒血症期，病毒又可继续在血液白细胞中增生，然后随血流进入肝脏，在肝细胞内复制繁衍。于起病前10天左右，甲肝病毒由肝细胞进入毛细胆管，再通过胆管进入肠腔，从大便排出。在甲型肝炎潜伏末期和黄疸出现前数日是病毒排泄高峰。处在这个时期的患者，尤其是无症状的亚临床感染者，是最危险的传染源。他们的粪便、尿液、

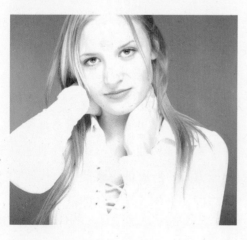

延伸阅读

甲型肝炎有复发病例吗？

一般来说，甲型肝炎复发的可能性小，但近来不断有甲型肝炎复发病例的报道。如5例典型急性甲型肝炎患者病情很快恢复，丙氨酸氨基转移酶（简称转氨酶）正常，但于7～10周后，再次出现黄疸，肝功能明显异常，复发时3例作了肝活检，组织学显示典型急性肝炎。又如256例急性甲型肝炎，其中17例在30～90日后复发，血清甲肝病毒抗体免疫球蛋白酶在急性期和复发期均为阳性，并在复发期的粪便中检出了甲肝病毒。又如2例急性甲型肝炎，在症状消失和转氨酶正常4～4.5个月后，再次出现转氨酶升高，甲肝病毒抗体免疫球蛋白酶在急性期和复发期也均为阳性。

近年国内外资料均表明，少数甲型肝炎病例，具备临床及生化方面的复发指征，并有周期性排毒现象，说明甲型肝炎存在复发。

呕吐物中均含有大量的甲肝病毒，如果未经过妥当的消毒处理，就会污染周围环境、食物、水源或健康人的手，另外患者的手及带病毒的苍蝇，也能污染食物、饮水和用具。一旦易感者吃了含有甲肝病毒的食品或未经煮沸、煮熟的污染饮水和食物，或生食

用粪便浇灌过的蔬菜、瓜果等均可感染甲型肝炎，引起暴发或散发感染。

个人卫生习惯不良，居住拥挤，环境脏、乱、差的人群密集区域，比如学校、工厂、单位甚或家庭，皆容易发生甲型肝炎的感染和高度局限性流行；一旦水源污染则会引起较大规模的暴发流行。

近年来国外陆续报道，滥用药物注射及同性恋群体中，甲肝病毒抗体水平和检出率很高，这些人群中甲肝病毒主要是通过肛口途径或被污染的注射用具传播。

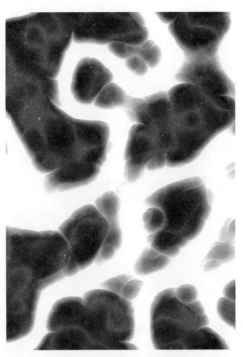

乙型肝炎的传播途径有哪些

与甲型肝炎不同，乙型病毒性肝炎（以下简称乙肝）主要通过血液传播。过去，因输血而感染乙肝病毒在临床上是十分常见的，占乙肝的大多数。随着相关部门对血液制品的管理逐渐步入正轨，因输血所导致的乙肝发病率已经大大降低，然而经由其他途径感染乙肝病毒的人数却有增多的趋势。

1 血液传播

如输入全血、血浆、血清或其他血制品，通过血源性注射传播。

乙肝病毒侵入人的肝脏细胞，并在其中复制，复制后的病毒从肝细胞中释放出来进入血液；随着血液循环，乙肝病毒再次回到肝脏并进入细胞内。这样一来，受感染的细胞不断增加。同时，由于乙肝病毒在血液中大量存在，也决定了它把血液当作传染源而四处传播。

2 性接触传播

乙肝患者的唾液和精液中也含有乙肝病毒，正常人接触乙肝患者的唾液和精液同样可以感染乙肝病毒而患上乙肝。值得一提的是，与乙肝病毒阳性者接吻就有感染乙肝病毒的可能;而与乙肝病毒阳性者发生性行为时,除了接触精液外,还可能通过黏膜的接触而感染病毒。

在同性恋人群中,乙肝的传播是非常普遍的,因此,乙肝甚至被认为是"性病"的一种。

③ 密切接触传播

与乙肝患者或病毒携带者长期密切接触,唾液、尿液、血液、胆汁及乳汁,均可污染器具、物品,经破损皮肤、黏膜而传播乙肝。

另外,注射毒品也是乙肝病毒感染的重要途径之一。使用别人的牙刷或剃须刀,也存在感染乙肝病毒的危险。

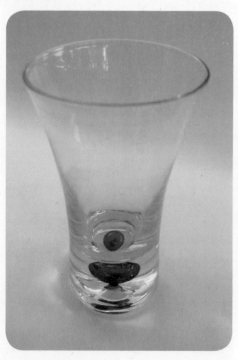

延伸阅读

什么是乙肝病毒?

乙型肝炎病毒属于 DNA 病毒科,直径为 42nm 的完整病毒颗粒,也叫 Dane 颗粒,分外壳和核心两部分,外壳含表面抗原和前 S 基因产物,外壳呈直径 22nm 的球形与管环,是病毒的过剩蛋白质,外壳本身无传染性,核心含有环状的双股 DNA,整个核心为核心抗原(HBsAg),e 抗原是核心的断片(HBeAg)。

乙型肝炎病毒不直接损害肝细胞,肝组织损伤是通过机体免疫反应所引起的。乙型肝炎病毒在感染肝细胞后,可改变肝细胞表面的抗原性,并刺激 T 细胞变成致敏淋巴细胞,体内也相应产生了抗肝细胞膜抗原的自身抗体,它们都攻击带有病毒的肝细胞,在清除病毒的同时,导致肝细胞破裂、变性和坏死,免疫反应正常的人一般表现为急性黄疸型肝炎,在恢复期中有足够的免疫功能清除体内病毒而获得痊愈。

④ 母婴传播

乙型肝炎的另一个重要传播手段是母婴传播,也就是病毒阳性的母亲通过怀孕、分娩以及产后接触使胎儿或新生儿受到感染,这种情况是十分常见的。所以,目前认为大部分婴幼儿乙肝病毒阳性者是通过母婴传播而受到感染的。目前，由于采取了各种切断母婴传播的措施，乙肝病毒的携带率明显下降了。

5 医疗意外性传播

如医疗器械被乙肝病毒污染后消毒不彻底或处理不当，可引起传播。用一个注射器对几个人进行预防注射亦是医源性传播的途径之一。血液透析患者常是乙型肝炎传播的对象。

6 蚊虫传播

热带、亚热带的蚊虫以及各种吸血昆虫，可能对乙型肝炎的传播起一定作用。

像上面所说的，除了输血以外，乙肝病毒还能通过各种各样的方式传播。但是，不是每个人都会因为感染了乙肝病毒而明显发病。临床上把没有典型症状、肝脏功能的改变也不明显的情况叫做隐性感染。

丙型肝炎的传播途径有哪些

1 输血传播

输血是目前所知道的丙型肝炎（以下简称丙肝）最主要的传播途径。输入商品血液者发生丙肝危险性较输入志愿者血液者高 5 ~ 10 倍。前者发病率为 38.5%，后者为 6.4%。输注毒品成瘾者血液的人群中，丙肝发病率远远高于输注非毒品成瘾者血液的人群。输入 1 单位血液者丙肝发病率为 6% 左右，2 ~ 3 单位血液者为 10% 左右，6 ~ 15 单位血液者为 12%。输注 30 岁以下男性供血者的血液，丙肝发病率为 13%，较输注 30 岁以上男性供血者血液的发病率 5.5% 为高。输注 30 岁以下或 30 岁以上女性供血者血液的丙肝发病率分别为 6.6% 和 5.5%。

2 输注血制品和衍生物传播

英国报道 371 例输入美国Ⅷ因子

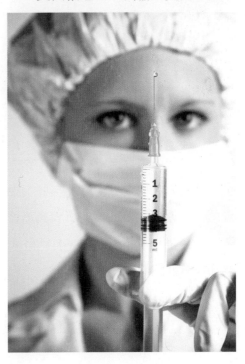

后，72例(19.4%)发生临床型丙肝。我国也曾报道一起因输注美国进口的Ⅷ因子而引起丙肝暴发的案例。国外还有因输注Ⅸ因子或纤维蛋白原而发生丙肝的报道。

3 血液透析传播

我国慢性肾衰竭血液透析患者中5.5%丙肝病毒核糖核酸(HBVRNA)阳性。法国血液透析患者急性丙肝年发病率为4.5%。美国血液透析患者丙肝年发病率为5.9%，工作人员为0.9%。发生丙肝的血液透析患者中，58%于发病前半年内曾有输血史，工作人员中44%有针刺暴露史。

4 单采血浆从输血细胞传播

国内外先后报道过多次因单采血浆从输血细胞过程中交叉污染而引起丙肝暴发的事例。

5 工作中感染

医务保健工作者、实验室工作人员、处理血或血制品者以及与肝炎患者的接触者中，丙肝发病率较高，可能主要是经皮肤接种传播(包括针头刺伤及意外的职业性传播)。

6 毒品成瘾者

经常反复使用未消毒或消毒不彻底的注射器，为自己注射毒品者，丙肝发病率也比较高。

7 性接触传播

丙肝在男性同性恋者中的传播率可达20%～50%，在异性恋者中的传播率为12%～21%。因此不规则性事是传播丙肝的危险因素。

8 器官移植传播

肾移植患者发生丙肝和死于丙肝

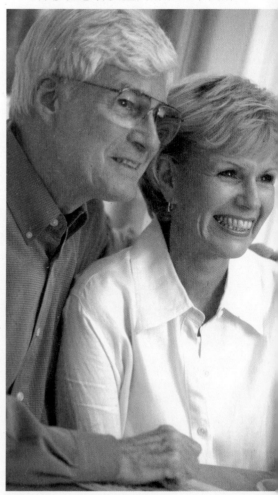

者均较高。

9 密切接触

家庭内接触可能是丙肝病毒的传播途径之一。接触的内容有共用毛巾、洗脸盆、剃须刀、牙刷等。

10 密切接触

主要发生在怀孕后期。

11 其他

手术、拔牙、自体血充氧治疗、

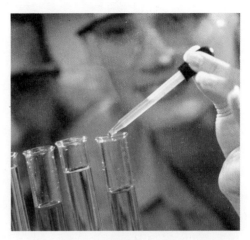

文身、文眉、文眼线、美容，或通过皮肤、黏膜溃疡和隐性伤口均可传播丙肝。

丙肝病毒感染在不同地区、不同人群中差别很大。医学界目前对丙肝感染的危险因素已有一定的掌握，但尚有许多有关因素仍不清楚（有15%～30%散发性丙肝的传播途径仍然处于不明状态），有待于进一步进行流衍病学研究并加以澄清。

丁型肝炎的传播途径有哪些

丁型肝炎（以下简称丁肝）病毒与乙肝病毒的传播方式相似。

1 血液传播

通过输入带有丁肝病毒的血液或血制品、使用污染丁肝病毒的注射器

健康宝典

丙型肝炎有哪些治疗方法

治疗丙型肝炎的方法有许多，需进行综合治疗。患者应卧床休息或从事力所能及的工作，选择含蛋白质高的食物，不宜多吃高脂肪食物、高糖食物。药物治疗常用保肝药物如维生素C、B族维生素、肝泰乐、肌苷、辅酶A等等，可以选择几种联用，有一定的效果；强力宁或甘草甜素具有类固醇样作用，有抗病毒作用，可诱导产生γ干扰素，还能保护肝细胞膜，减轻肝细胞损害。此外中药制剂如联苯双酯、齐墩果酸等也可选择应用。还有免疫促进剂如胸腺素，转移因子及干扰素等，可提高免疫活性细胞的功能，有助于丙型肝炎病毒的清除。

和针头，静脉内注射毒品的药物依赖者极易感染和传播丁肝病毒。

2 密切接触传播

日常生活中密切接触含有丁肝病毒的体液或分泌物，通过破损的皮肤、黏膜溃疡隐性感染，甚至可通过蚊虫叮咬等方式进入易感者血液。

3 性接触传播

性接触是丁肝病毒传播的重要方式。国外资料显示，在携有乙肝表面抗原阳性的性工作者中，丁肝病毒的阳性率达59%，与其接触的嫖客中测定丁肝病毒的阳性率与性接触的频率及性病史的频率呈正相关。

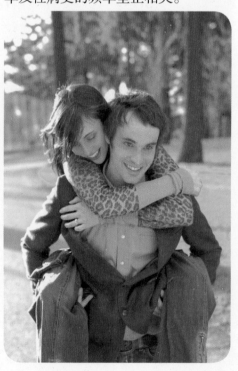

健★康★早★知★道

什么人容易感染丙型肝炎?

经常暴露血液者，如血友病患者，妇产科、外科医生，手术者，胸外手术体外循环患者，肾移植血液透析患者及肿瘤患者，均极易感染丙型肝炎。静脉毒瘾者亦是丙型肝炎感染的高危人群。

4 母婴传播

乙肝表面抗原和丁肝抗体阳性的母亲，其乙肝 e 抗原阳性者可直接将丁肝病毒传播给婴儿。表明丁肝病毒围生期传播仅在乙肝病毒活跃复制的条件下才有可能。

调查发现，同一家庭中，丁肝病毒的传播方式在青壮年中主要通过密切接触或性接触传播，在配偶及同胞之间占优势，在 21 ~ 30 岁的年龄组达高峰。

戊型肝炎的传播途径有哪些

本病的传染源为戊型肝炎患者及隐性感染者，其传播的常见方式为粪口途径，而口口途径则比较少见。患者的粪便、唾液、呕吐物污染了周围的环境（主要是食物和水源），当人们进食污染的水及未经煮熟的蔬菜等食品，可引起暴发流行。此外，苍蝇与蟑螂在病毒传播时也起了推波助澜的作用。同甲肝一样，生食贝类如蛤蜊、毛蚶、泥蚶、牡蛎等也可染上戊型肝炎。与戊肝患者密切接触的话，也可能染上戊肝。此外，输血等肠道外传播也可能是传播戊肝的途径。

戊型病毒的主要易感者以青壮年（15～40岁）及孕妇为主，小儿少见。

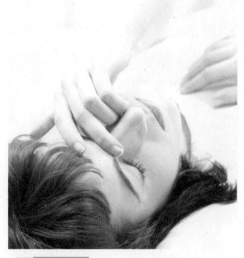

哪些因素容易诱发乙肝

1 长期劳累

超过了机体的负荷能力，使机体的抵抗力下降。当然劳累不单指体力方面，也包括脑力与精神上的劳累。

2 受寒

寒冷使身体各种反应迟缓，抵抗力下降，使入侵的肝炎病毒得到繁殖的机会。

3 免疫功能下降

营养不良、偏食、吸烟、酗酒也能使免疫功能下降，酒精对肝细胞可有直接损伤。调查发现，各型肝炎中有确切诱因而引起发病的占33.96％，诱因出现的频率依次为：体力劳动占38.58％，睡眠不足为17.31％，精神负担为8.69％，感染为8.15％，受寒为7.61％，烟酒为4.89％，其他尚有暴饮暴食、纵欲、孕产、受潮、服损害肝脏的药物等，有复合诱因者占15.7％。如果能够避免上述诱因，也许可使数十万人避免或推迟发病。

延伸阅读

当心冬春之季肝病缠身

据卫生部疾病控制司公布的报告，目前全国累计各类传染病中发病与死亡数字排首位的均为肝炎，这表明肝炎仍是目前威胁人类健康的一大杀手。每到冬春之季，由于聚餐频繁等原因，人们更容易感染上肝炎，而且随着病毒的种类越来越多，甲、乙、丙、丁、戊各类肝炎越来越繁杂，更应引起人们的高度重视。

上篇 疾病常识与预防

37

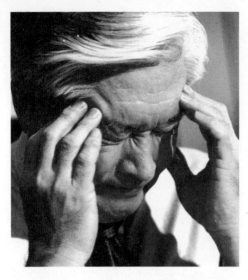

型肝炎患者该指标可持续阳性。

2 乙肝表面抗体（抗-HBs）

乙肝表面抗体是对乙肝病毒免疫和保护性抗体。常在乙型肝炎恢复后期出现阳性。此时乙肝表面抗原已转阴数月。血清中乙肝表面抗体滴度越高，保护力越强，持续时间也越长，一般在3～5年以上。再次感染乙肝病毒后，乙肝表面抗体可在15天内明显升高滴度。但也有乙肝表面抗体阳性而又发生乙肝者，这种情况可能为不同亚型感染。90%接受乙肝疫苗注射者的乙肝表面抗体可转阳。极少数情况下表面抗原和抗体均为阳性，常见于不同亚型的乙肝病毒感染；免疫功能低下的患者，血液中的乙肝表面抗体常不能处理表面抗原；或是感染了S基因发生了变异的乙肝病毒。

什么是乙肝"两对半"

乙肝"两对半"亦称乙肝病毒五项，其包括乙肝表面抗原、乙肝表面抗体、乙肝e抗原、乙肝e抗体、乙肝核心抗体。

1 乙肝表面抗原（HBsAg）

乙肝表面抗原是乙肝病毒的外壳蛋白，本身不具有传染性，但它和乙肝病毒关系密切，可以说是已感染乙肝病毒的标志。它可存在于患者的血液、唾液、乳汁、汗液、泪水、鼻咽分泌物、精液及阴道分泌物中。感染乙肝病毒后2～6个月，丙氨酸氨基转移酶升高前15～60天时，可在血清中测到阳性结果。急性乙型肝炎患者大部分可在病程早期转阴；慢性乙

3 乙肝e抗原（HBeAg）

乙肝e抗原在乙肝病毒感染后表面抗原阳性同时或其后数日可测得。乙肝表面抗原在血内高峰期亦是乙肝e抗原的高峰期。在肝炎症状出现后2个月左右逐渐下降，在乙肝表面抗原转阴前可先转阴。如果乙肝e抗原持续阳性，则可发展为慢性持续性感染。乙肝e抗原阳性说明乙肝病毒在

体内复制活跃，传染性强。在慢性乙型肝炎患者中，乙肝 e 抗原指标转阴而乙肝 e 抗体转阳过程中临床上可出现明显的肝功能恶化。极个别情况下可见乙肝表面抗原为阴性而乙肝 e 抗原为阳性。

4　乙肝 e 抗体（抗 –HBe）

在乙肝 e 抗原转阴后数月出现乙肝 e 抗体阳性，而这预示患者的传染性已明显或相对降低，病毒复制程度也已降低或明显缓解。近年发现个别乙肝 e 抗体阳性，但乙肝病毒核糖核酸 (HBVDNA) 亦为阳性者的病情迁延不愈，这是由于感染变异的乙肝病毒的缘故。

5　乙肝核心抗体（抗 –HBc）

通常在乙肝表面抗原出现后

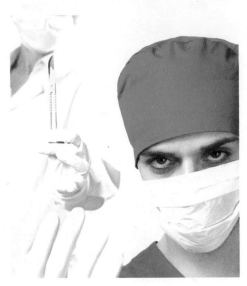

20 ~ 35 天左右，肝炎症状出现前即可在血清中检出。高滴度的乙肝核心抗体阳性常标志乙肝病毒正在复制，有传染性。可持续存在数年至数十年。低滴度的乙肝核心抗体表示乙肝病毒既往感染。

如何正确看待乙肝

社会上还流传着乙肝"三部曲"的说法，就是说乙肝患者大都按照肝炎——肝硬化——肝癌三个发展阶段进行，结局十分恐怖，其实不然，90% 的慢性乙肝情况都比较稳定，只有 10% 的活动性肝炎由于不治或误治，发展成为肝硬化或肝癌。乙肝的基本状态是病毒携带状态，绝大多数患者处于这种状态，这些患者如果生活规律、心情舒畅、定期复查，一般都能长时间保持肝功能的稳定性，病情相对静止，他们可正常生活。只有极少数的活动性乙肝，病情反复发作，肝功能反复异常，机体免疫失控，向肝硬化方向发展，至于肝癌的概率更是小之又小，所以，乙肝患者千万不要总是担心自己就是那小概率中的不幸者，应该昂首挺胸，一切都像正常人一样生活。

对于肝功异常、症状突出的患者（约占乙肝患者的10%左右），需要治疗，治疗要标本兼治，即保肝护肝为治标，抗病毒、抗纤维化为治本。治标可采用促肝细胞生长素等西药和肝勃宁、肝得宁、护肝片以及益肝灵等中药制剂；治本可采用干扰素、拉米呋定、特异性转移因子等抗病毒药物以及复方鳖甲软肝片进行抗肝纤维化治疗。如果运用时机得当，选择病例正确，治疗乙肝的总有效率可达90%左右。患者不必为自己的病情灰心绝望，有不少有效的治疗手段可供使用。

乙肝患者应持什么样的治疗态度

患了乙肝后，患者一般会出现三种态度。其一是恐惧、悲观，认为乙肝治不好，浪费钱，简直就是沉沦到地狱了；其二是无所谓，认为乙肝反正是治不好的，所以烟照样吸，酒照样喝，夜照样熬等等，所谓破罐子破摔；其三是客观对待疾病，主观努力，树立战胜疾病的信心。持前两种态度的人，也是以一定的治疗经历为依据的：疾病反复发作，肝功能时好时坏，病毒又不能清除。因此，得出结论：乙肝治不好。

乙肝真治不好吗？其实并非如此。当然，就目前的医疗水平而言，乙肝还是属顽疾的范畴，但顽疾并非不可治。我们国家早在"六五"期间即组织有关肝病专家攻关，目前已取得长足的进步，从20世纪70年代初肝炎治疗药品的一片空白，发展到如今的抗病毒、调节免疫功能、护肝、

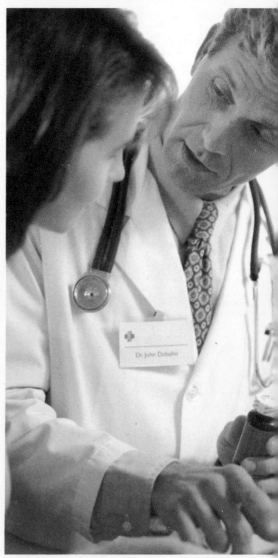

降酶、退黄等较完备的各种剂型的许多药物，临床实践证明，这些药都是行之有效的。这说明，医学在进步，治疗水平在逐渐提高，患者没有必要对前途失去信心。通过国家组织的攻关，成果是明显的，尤其是中西医结合治疗乙肝更有优势。据北京、上海、湖北等医疗科研单位长期临床观察发现，中医辨证治疗对乙肝病毒复制指标，其近期疗效可达60%左右，也有30%左右的乙肝患者病毒指标完全转阴或同时出现表面抗体，因此对于恢复肝功能、改善症状、提高免疫力有确切的疗效。

如何解读乙肝表面抗原阳性

乙肝表面抗原(HBsAg)是乙肝病毒的外壳蛋白，不含病毒的核酸成分，就其本身而言不具有传染性，因此不应将其视为传染性的标志。一般来说，乙肝表面抗原阳性常有乙肝病毒的其他指标同时存在，表示这个人的血内正携带或存在乙肝病毒感染，但并不能表明当时是否有乙肝病毒在体内活跃复制。因此，一般说来，仅仅乙肝表面抗原1项指标阳性者对周围人群并不构成明显的威胁。

如何解读乙肝化验指标

乙肝病毒颗粒分外膜和核心两部分，包含三种抗原，其中外膜有表面抗原（HBsAg），核心有核心抗原（HBcAg）和e抗原（HBeAg）。三种抗原可诱生相应的抗体，分别是表面抗体（抗-HBs）、核心抗体（抗-HBc）和e抗体（抗-HBe）。

表面抗原阳性，是人体已被乙肝病毒入侵的信息，一般是乙肝病毒现存感染的标志，单从表面抗原阳性本身不能判断患者有无传染性。分析有无传染性，比较常用的是检测e抗原和e抗体。e抗原是在乙肝病毒复制过程中产生的，因此，e抗原阳性常表示人体内有乙肝病毒复制，提示有传染性。相应的是，e抗体阳性则表

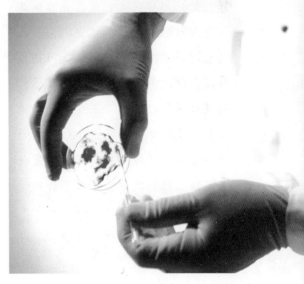

示乙肝病毒复制减少或停止，因此传染性也较少。核心抗体阳性表示有过乙肝病毒感染，其本身不能区别是现存感染或既往感染，核心抗体一旦出现，则可在体内长期存在。实际上"大三阳"和"小三阳"的区别在于是 e 抗原还是 e 抗体。

哪些因素导致乙型肝炎慢性化

> 绝大多数的慢性乙肝并没有一个明确的由急性向慢性转化的过程，许多患者一经发现就已经是慢性乙肝了，有的甚至已进入肝硬化阶段，是什么原因导致了乙型肝炎的慢性化呢？

1 感染年龄

一般来说，感染时的年龄越小，致使乙肝慢性化的概率越大。所以父

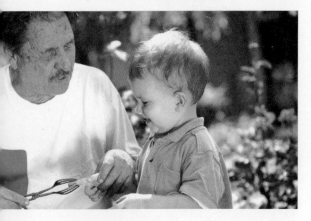

婴及母婴垂直传播是导致新生儿乙肝病毒感染，乃至终生携带或中途发病的主要原因。如果是新生儿时感染的乙肝病毒，90%～95%的会慢性化，儿童期感染乙肝病毒后约有 20% 会慢性化。成人感染乙肝病毒则只有 10% 会向慢性化发展。因为成人感染和婴幼儿感染完全不同，成人绝大多数可以通过自身正常的免疫机制清除乙肝病毒，因此很少形成慢性化。

2 免疫状态

免疫功能越强，慢性化的概率越低。如肾移植、肿瘤、艾滋病、血液透析患者感染乙肝病毒后常易演变为慢性肝炎，因为这些患者的免疫机能都比较低下；乙肝急性期使用肾上腺糖皮质激素等免疫抑制剂治疗者，常破坏患者体内的免疫平衡，也易使急性肝炎转为慢性。

3 有肝病史或并发症

既往有其他肝炎或肝病史或有并发症者感染乙肝病毒时不仅易由急性转为慢性，而且预后不良。如原有酒精中毒性肝硬化或并发血吸虫病、华支睾吸虫病、疟疾、结核病、溃疡病、糖尿病等。

4 其他因素

如急性期肝炎患者过度劳累、酗

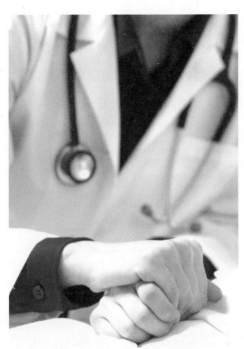

酒、性生活过度、吸毒、滥用损害肝脏的药物、营养不良、有其他病原微生物的严重感染等均可使乙肝由急性转为慢性。乙肝病毒入侵人体后，约65%的感染者并不发病，仅表现为短暂的亚临床症状，出现轻度、一过性疲乏和食欲减退，大多数感染者并未注意，而体内肝炎病毒已被清除，高水平的表面抗体已经产生，对乙肝获得了较持久的免疫能力。约20%的感染者要发病，表现为典型的急性黄疸型或急性无黄疸型的临床症状。约10%的感染者常由急性变为慢性或一开始就表现为慢性乙肝。临床上发现丙氨酸氨基转移酶持续升高超过6周不降者，急性乙肝表面抗原持续阳性

在12周以上，乙肝 e 抗原阳性 8 ~ 10 周以上不转阴者，就可能发展为慢性乙肝。

如何正确认识乙肝的传染性

关于乙肝的传染性，社会上流传着各种说法，什么大三阳传染性强，小三阳传染性弱，乙肝通过汗液、尿液的接触传染等等。

乙肝并非那样容易被传染上，一般的接触，同事、交往、会餐、握手等等，都不会传染乙肝而得病。80%左右的乙肝是通过家族间的垂直传播，主要有父婴垂直传播和母婴垂直传播等形式，这一点很像是"遗传"，15%左右为血液和医源性传播（输血、手术、针灸、严重外伤等），另外5%左右可能与性接触等密切接触有关。由于与乙肝患者的接触在所难免，例如，公共场所的餐具、卧具、扶手等等，都可能有乙肝患者的痕迹，每个人都会触摸，如果都会得乙肝的话，每个人1年中至少要得100次以上。事实上并非如此。

有人曾调查随访过200多对夫妻，一方为乙肝患者，共同生活5年以上，另一方也得乙肝的仅有5.6%的比率。

因此，一般的接触不是乙肝传播的主要途径，接触虽可能使机体感染过乙肝病毒，但是，人体正常的免疫系统，可以在你不知不觉中，迅速清除掉病毒，这就是为什么50%的正常人查体时会发现自己的乙肝病毒抗体是阳性的原因。因此，乙肝患者没必要总担心自己把乙肝传染给别人。

如何定义乙肝病毒携带者

乙肝的一个重要特征就是携带者的存在。所谓携带者是指体内持续保有乙肝病毒的感染者，携带病毒，却像健康人一样生活、工作。这些人大多是不知道自己病情的无症状携带者或存在潜在慢性肝功能损伤的患者。在我国，这样的携带者大约有1.3亿人。

成年人感染乙肝病毒表现为急性乙型肝炎或症状不典型的隐性感染，而儿童时期的感染将导致病毒携带状态，其临床过程是不同的。成年人感染乙肝病毒后，大多能够在数月间将病毒清除，其临床经过也就是急性肝炎的表现，一般不易转为慢性。然而，婴幼儿时期感染的病毒携带者，成年后发病转为慢性肝炎的概率是很大的。病毒携带者在幼年的时候，肝脏中病毒的复制非常活跃，血液中含有大量的病毒，有很强的传染性，却不引起肝脏本身的炎症及功能损害。但随着年龄的增长，机体的免疫功能逐渐完善，开始清除肝细胞内的病毒，与此同时也造成了自身肝细胞的损伤。这就是为什么由携带者转变而来的肝炎大部分都是慢性肝炎的缘故。

乙肝男性的发病率高于女性，年轻人高于老年人，城市高于农村。虽然我国是乙肝的发病大国，但没有必要因此产生恐惧心理，对乙肝患者以及乙肝病毒携带者更不能产生歧视心里。因为从以上所讲的乙肝病毒的传播途径来看，主要为血液传播以及密切接触传播。一般常见的谈话、握

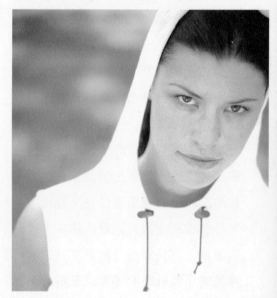

脂肪肝——大意不得

人群中大约有 25% 的人可发生脂肪肝。B 超应用于临床后，脂肪肝越来越受关注，且多数人都把它归咎于营养过剩。诚然，随着人们生活水平的提高，一味追求高脂肪、高胆固醇和高糖等饮食的人，由于营养过剩，脂肪在体内过多堆积而发生超重和肥胖，是造成脂肪肝不可忽视的因素，但并非唯一的原因。脂肪肝极易转成其他型肝炎。因此，大家一定要对其重视起来。

手、正常的工作接触甚至共餐，感染乙肝病毒的机会并不多。临床观察表明，在一个家庭中，乙肝或乙肝病毒携带者与健康成员的日常接触(不包括夫妻之间的性接触)，也不易传染上乙肝。也就是说，只要不是父婴或母婴的垂直感染，未接触血液、血液制品和使用相关的器械及治疗，有良好的保健意识及生活习惯而不主动地密切接触传染源，一般不会传染上乙肝。即使感染上了乙肝病毒，是否发病，还要经过自身免疫力这一关。因此提倡健康人使用通过基因工程方法生产的乙肝疫苗，养成良好的生活卫生习惯，有关部门严把血液制品质量关及医疗器械的消毒关，卫生防疫部门开展普及教育及预防监控，减少及杜绝父婴或母婴传播。只有这样才能有效地减少乙肝病毒的感染和发病，提高人们的生活质量。

如何理解 GOT/GPT 的比值判断

谷丙转氨酶（GPT）是判断肝脏功能最常用的指标之一，20 世纪 70 年代国际上改为丙氨酸氨基转换酶（ALT）。谷草转氨酶（GOT）也是判断肝功能水平的相似指标，国际上改称冬氨酸氨基转换酶（AST）。这两种酶由于在肝内的分布不同，因此，两者之间的比值可用于反映肝细胞的损害程度。

曾有美国学者在 20 世纪 60 年代提出了 GOT/GPT 的比值问题，指出由于 ALT（GPT）主要存在于肝细胞浆水溶部分中，AST（GOT）则有一半位于线粒体中，而且 ALT（GPT）在血中的半衰期明显高于 AST（GOT）而为其 3 倍，因此，急性肝炎患者血中的 ALT 活性不仅升高而且持续时间延长，在急性肝炎时随时间延长其比值会逐步下降，在病情的第 1、2、3、4 周，分别为 0.7、0.5、0.3、

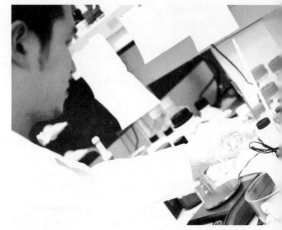

0.2，等到了恢复期比值又逐步上升。在慢性肝炎和肝硬化时，由于细胞进一步坏死，线粒体受损而释放 AST（GOT），常使其超过 ALT（GPT），该比值常 >1。重症肝炎时肝细胞破坏严重，AST 大量释放入血，导致 AST/ALT>1，比值愈高，反映肝细胞破坏得愈严重，患者预后愈差。但这并非绝对的规律。而且其比值受检测方法影响很大，只有在采用稳定而且标准化的方法时，比值才比较可靠。

如何解读血浆白蛋白和球蛋白的比值变化

肝脏是制造血浆蛋白的器官。白蛋白全部由肝细胞合成，球蛋白则由网状内皮系统产生。因此，通过直接测定血清白蛋白、球蛋白的含量，可以了解肝脏对蛋白质代谢的功能。白蛋白和球蛋白相加之和就是血清中的总蛋白量。

当肝脏有实质性病变时，常可影响蛋白质代谢。尤其是病程较长时，血清白蛋白及球蛋白的量及两者的比值均会发生改变，从而反映出肝功能的损害程度。在患急性病毒性肝炎时，蛋白量改变不大。但在慢性肝炎及肝炎后肝硬化时，常出现白蛋白减少，丙种球蛋白增加，而使白蛋白与球蛋白比值降低，甚至出现倒置（球蛋白>白蛋白）。当白蛋白低于 3 克％时，患者则可能出现水肿和腹水。

在患慢性活动性肝炎或肝硬化时，如果白蛋白持续低于 3 克％，提示预后不良；如高于 3 克％，即使丙种球蛋白增高，预后也较好。如果丙种球蛋白持续增高则说明病情无好转。

白蛋白减少，除患肝炎外，还可见于下述情况：

（1）吸收蛋白质的量不足，可见于营养不良、消化吸收功能不良的慢性胃肠道疾病等。

（2）蛋白质合成功能减退，除慢性肝病外，可见于慢性感染及恶性贫血。

（3）蛋白质消耗过多，如糖尿病、

甲状腺功能亢进、感染、高热外伤及恶性肿瘤等。

（4）蛋白质丧失过多，如肾病综合征可出现大量蛋白尿。

球蛋白增高，除见于慢性肝病外，还可见于网状内皮系统增生性疾病及一些自身免疫性疾病，如黑热病、疟疾、血吸虫病、多发性骨髓瘤、亚急性细菌性心内膜炎、风湿热、红斑狼疮、麻风病、结节性多动脉炎等。

如何解读症状轻重与指标升降

临床上常常会遇到某个患者自觉症状减轻，但是肝功能指标却反而较前上升了；或是症状加重了，但肝功能指标反而较前下降了的情形。

从某种意义上来说，自觉症状多为主观感受，易受心理、情绪、环境等因素的影响，不及客观化验指标可靠。但肝功能的化验也常因各医院的方法、条件和技术水平等因素的影响而出现误差。这里指的是排除客观干扰因素情况下所出现的变化。

由于中药汤剂水煎后成分十分复杂，根据经验，出现症状减轻、指标

升高或症状加重、指标降低常因治疗时间太短所致。部分患者在接受汤药治疗的最初 10 天里，往往会有指标先升高，然后自行降低的，这种情形反映出药证相当，治疗得当。但如指标持续上升不降，则肯定是药证不符，或虚证用清泄，或实证用温补，都会导致指标大幅升高不降。这种情况下，患者最初的症状减轻感会很快被症状加重所替代。如因虚而误用清泄者，大多可见舌暗红，乏力加重，大便次数增加，纳食减退等症；因实而误予温补者，则可出现舌苔厚腻、尿深黄、脘腹胀满等症，宜重新辨证施治，更改处方。

对于自觉症状加重而指标反而降低的患者，同样存在疗程不足的问题，也有处方不尽妥当之处。如苦寒伤伐太过，或清补比例失调，或患者尚未

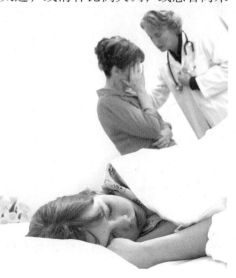

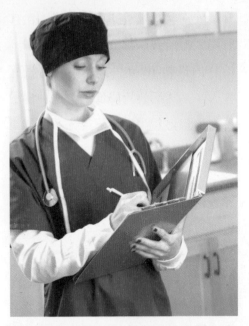

增加亦无反复，转氨酶正常但巩膜仍可残留黄疸，血清胆红素未恢复正常，一般在1～2毫克%，极少数超过5毫克%，且以间接胆红素为主。此残留的胆红素，常在劳累或感冒后有小幅度波动，当休息或感冒痊愈后又可迅速下降。其主要原因是肝脏胆红素代谢障碍，可能与葡萄糖醛酸转换酶发生缺陷有关。

适应等的可能。医者应对处方做一些适当的调整，再观察一段时间，就可以进一步明确疗效的好坏。除此之外，还应向患者了解是否受到了其他因素的影响，如过劳，情志不快，饮食失当或自己加服其他药物等。临床实践证明，肝功能指标的逐渐恢复与症状的逐渐减轻往往是一致的，只有症状与肝功能都长期稳定，才是真正好转的标志。

如何解读肝炎后胆红素增高症

肝炎后胆红素增高症（亦称肝炎后高胆红素血症）主要特点是肝炎已达临床治愈标准，虽然活动量

肝炎后胆红素增高症是一种后遗症，需和先天性非溶血性黄疸、间接胆红素增高症相鉴别。其主要区别是先天性非溶血性黄疸、间接胆红素增高症没有肝炎病史而有家疾史。另外也应与溶血性黄疸鉴别，而溶血性黄疸常有网织细胞的增高，红细胞脆性试验可呈阳性等。

对于肝炎后高胆红素血症的治疗，目前尚无特效疗法。一般可用矾丸（青黛、明矾按1：2配制）和苯巴比妥两种药物进行治疗。上述两药物可使血胆红素降至正常，但停药后易反复。

肝炎后高胆红素血症如长期观察确无肝炎活动现象，可在密切观察下逐渐增加活动，乃至全日工作。只要肝炎痊愈，残留轻度胆红素并不影响健康、工作和生活。

检测甲胎蛋白有什么意义

在人的胚胎组织和胚胎血清中，有一种由胚胎肝细胞和卵黄囊细胞产生的特殊蛋白质，称甲种胎儿球蛋白，简称甲胎蛋白（AFP）。此种球蛋白约在胚胎发育第4周开始出现，以后含量逐渐上升，至12周时达到高峰。此时，甲胎蛋白在母体血中浓度可达到300毫克。其后虽然继续合成，但浓度基本变化不大。在第21周开始逐渐下降，婴儿出生时，脐带血中浓度已低于1～5毫克，一年后降至正常。

妊娠过程中，甲胎蛋白可以通过胎盘进入母体，母体血清中的甲胎蛋白大体上与胎儿相同。除孕妇以外，正常人血清中含量低于25毫微克/毫升（放射免疫定量法）。

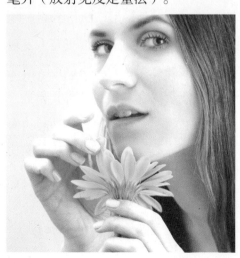

在急性肝炎、慢性肝炎或坏死后性肝硬化的恢复期，由于肝细胞损伤后的再生及幼稚化，肝细胞又制造甲胎蛋白，血清中甲胎蛋白浓度可升高。

专家指导

什么是"大三阳"、"小三阳"？

大三阳、小三阳反映人体肝炎病毒存在的状态，肝炎治疗的目的是消除肝炎病毒和恢复肝功能，所以得了肝病还是要中西医结合积极治疗。

表面抗原（HBsAg），表面抗体（抗—HBs），e抗原（HBeAg），e抗体（抗—HBe），核心抗体（抗-HBc），这5项即为通常所称的两对半检查，是检查有无肝炎病毒感染的主要指标。其中1、3、5项阳性，俗称"大三阳"，1、4、5项阳性，俗称"小三阳"。两者的区别是"大三阳"中的HBeAg阳性转为了"小三阳"中的抗-HBe阳性。

在原发性及继发性肝癌时，肝癌细胞有合成甲胎蛋白的能力，很快释放入血，浓度达400毫微克/毫升，甚至高达1000毫微克/毫升。甲胎蛋白有很高的特异性，肝癌患者其阳性率为72.3%，假阳性率为0.5%，所以可用于肝癌的早期诊断。肝癌手术后逐渐下降，若下降不明显，说明手术不彻底，或复发；若不下降，为肝癌复发。除原发肝癌外，卵巢、睾丸的胚胎瘤，续发性肝癌及胃肠道恶性肿瘤等，甲胎球蛋白也可出现阳性。

49

一般不超过 300 毫微克 / 毫升，持续时间短，常随病情的好转而下降。因此，在肝炎严重时，查甲胎蛋白有助于判断预后。

检测碱性磷酸酶有什么意义

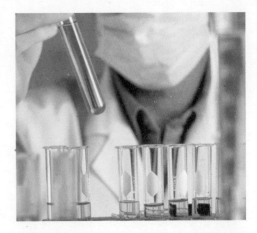

碱性磷酸酶 (AKP) 广泛地分布在人体的各组织和器官中，在骨骼、肠黏膜中含量最高。40% ~ 75 % 的碱性磷酸酶由骨骼的成骨细胞制造，参与骨骼的钙化过程；约 10 % 的碱性磷酸酶在肝脏内合成，再经胆道随胆汁排入小肠。所以，不论肝内或肝外阻塞性黄疸或骨骼病变，碱性磷酸酶都可增高。因此，测定碱性磷酸酶的活性可作为肝炎的辅助诊断。

在急慢性肝炎、肝硬化时，碱性磷酸酶一般不升高。当伴有毛细胆管炎症、水肿、坏死，形成肝内毛细胆管阻塞，以致此酶不能正常排入胆道或由肝细胞产生过多时，也可升高，但一般不超过 10 布氏单位。当黄疸消退时，可逐渐降至正常。

患阻塞性黄疸时，碱性磷酸酶排泄受阻而反流入血，故血清中碱性磷酸酶升高，超过 10 个布氏单位或 30 个金氏单位。患肝癌时，癌细胞可制

造碱性磷酸酶，故血中碱性磷酸比胆结石引起的还要高。当肝炎的诊断有困难时，如老年性淤胆型肝炎患者，皮肤瘙痒，而消化道症状轻，往往不厌油，转氨酶不十分高，絮状反应阴性，为排除肿瘤的可能，需检测碱性磷酸酶。如该酶明显升高，则肿瘤的可能性大。所以，患肝炎时，检测碱性磷酸酶往往不是用以诊断，而是作为鉴别诊断之用。

另外，当骨骼病变、甲状旁腺功能亢进时，碱性磷酸酶也可升高。随着对人体内酶类的进一步研究，发现碱性磷酸酶有六种同功酶。正常情况下，血液中仅含少量同功酶 Ⅱ 和 Ⅲ，患肝脏疾病时，其 Ⅰ、Ⅱ、Ⅲ 同功酶的活性升高。骨骼病变及甲状旁腺功能亢进时，同功酶 Ⅲ 升高；妊娠时，同功酶 Ⅳ 升高。检测碱性磷酸酶的同功酶，可作为确诊的一项辅助检查。

检测血清 γ-GT 有何意义

γ-GT（γ-谷氨酰转肽酶）是血清酶的一种，主要分布于肾、胰、肝、脾、脑、心、肺等脏器中，参与蛋白质氨基酸的代谢。血清中的 γ-GT 主要来自肝脏，正常人血清 γ-GT 为 0 ~ 40 单位%，50 单位%以上为异常。

测定肝炎患者的 γ-GT，对鉴别诊断和估计预后有一定帮助。如患急性肝炎，γ-GT 活力可中度或轻度升高，平均可达 100 单位；肝炎发展为肝坏死时，γ-GT 活力反而降低；阻塞性黄疸，特别是肝癌肿引起的阻塞性黄疸，则 γ-GT 活力可显著升高，可达正常的 10 倍以上；迁延性肝炎与肝硬化非活动期，此酶活力大多正常；慢性活动性肝炎则明显升高；治

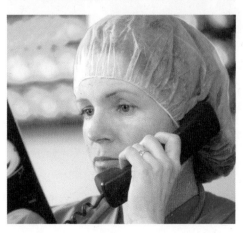

疗好转，则酶活力也逐渐降低；治疗反应不佳者，此酶活力不降低或反而升高。故对慢性肝炎的诊断及预后估计也有一定参考价值。

凝血酶原测定有何意义

凝血酶原是血液中的一种蛋白质，是由肝细胞合成的。在合成过程

延伸阅读

凝血酶原与凝血酶有何区别?

血液凝固是非常复杂的化学变化过程，目前认为凝血过程至少包括三个基本的生化反应：

①凝血酶原激活物的形成；

②凝血酶原激活物在钙离子的参与下使凝血酶原转变为有活性的凝血酶；

③可溶性的纤维蛋白原在凝血酶的作用下转变为不溶性的纤维蛋白。纤维蛋白形如细丝，纵横交错，网罗大量血细胞而形成胶冻状的血块。血凝后 1 ~ 2 小时，血块紧缩变硬，同时有液体分离出来，这便是血清。血清与血浆虽同为血液的液体成分，但血清没有纤维蛋白原和少量参与血凝的其他蛋白质，却含有血凝时由血小板释放出来的某些物质。

由此不难看出，凝血酶是由凝血酶原被激活而来的。

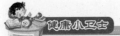

能引起肝损害的药物

目前常见的能引起肝损害的药物主要有阿司匹林、乙酰氨基酚、保泰松等解热镇痛药；红霉素、螺旋霉素、异烟肼等抗生素和抗结核类药；优降糖、糖适平等降糖降脂类药；口服避孕药、抗甲状腺药物等内分泌用药以及部分抗肿瘤药。另外，部分中药也具有肝毒性，如黄药子、麻黄、苦楝（川楝子）、关木通、菊三七、鱼胆、雷公藤等。

检查血中胆固醇和胆固醇酯有何意义

胆固醇和胆固醇酯是身体里的脂肪类物质，有许多重要功能，对人体的生长发育以及新陈代谢均具有重要作用。胆固醇和胆固醇酯大部分由肝细胞合成，肝也是制造胆汁的器官。所以，检测血中胆固醇和胆固醇酯的含量，可以反映肝脏脂肪代谢的功能。

中需要有维生素 K 参与。凝血酶原时间可反映血中凝血酶原的含量，正常时间为 11 ~ 13 秒钟（奎克氏法），其活动度应大于 85% 以上（检测量需附正常人血对照）。凡凝血酶原时间较正常对照结果延长 3 秒钟以上，或其活动度小于 75%，则为异常。肝脏有病变时，合成凝血酶原减少，故凝血酶原时间延长，活动度降低。所以，本试验对病毒性肝炎诊断、鉴别诊断，以及估计预后，均有一定价值。如急性病毒性肝炎患者的凝血酶原时间显著延长，其活动度小于 40%，常提示病情较重，有发展为重症肝炎的可能。如凝血酶原时间较前缩短，则说明病情好转。

正常人血中总胆固醇含量为 120 ~ 200 毫克%。其中胆固醇酯占

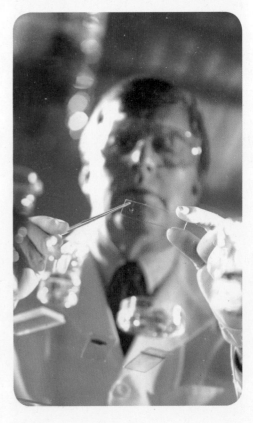

总胆固醇量的 70% ~ 80%。

当肝细胞损害明显时，总胆固醇比正常值偏低，血清中胆固醇酯的比率也下降，常小于 50%。肝损害程度越重，总胆固醇下降也越明显。所以重症肝炎或肝硬化患者血中总胆固醇也常见降低。胆固醇酯若低于

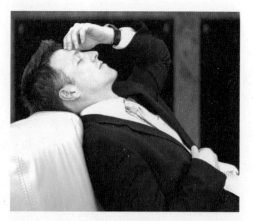

30% 以下，常提示肝脏损害严重，其预后不良。而阻塞性黄疸时，血中总胆固醇含量增高，常超过 300 毫克，尤其是癌肿性阻塞时，总胆固醇增高更为明显，故对鉴别黄疸的性质有一定帮助。

但是如果摄食富含胆固醇的食物较多（如动物脂肪、蛋黄及动物内脏等），其含量也会增高，妇女月经前期及妊娠期也往往升高，这与上述临床意义则有不同，应区别对待。

血清蛋白电泳分析有什么意义

血清蛋白电泳分析也是测定肝功能的项目之一。根据物理学原理，血清蛋白是一种胶体颗粒，带有电荷，在电场中能向两极移动。电泳分析就是利用这一原理，将血清滴在电泳纸上，放在缓冲液中，通上电流，形成

健康宝典

肝炎患者饮食原则

1. 热量　成年人每日热量的摄取应以每千克体重 30 ~ 35 千卡为标准。

2. 蛋白质　建议每日蛋白质的量应达到每千克体重 1 ~ 1.5 克，其中 2/3 的蛋白质应来自肉、鱼、蛋、奶、豆类等。

3. 糖类　饮食中有足够的糖类供作热量来源，每日应摄取 300 ~ 400 克，约为 5 碗饭。也不宜过多，以免影响肝细胞正常的功能。

4. 脂质　摄取量为 100 ~ 150 克，肝功能正常后，则不超过 100 克，不必过量限制脂肪以免使食物变得无味。

5. 维生素和矿物质　以食物来源最好。应当充分供应。

6. 少量多餐　流质及半流质浓缩的饮食适合肝炎患者食用，尽量避免油炸食物，选用新鲜清洁的食物来烹调，熟食为佳。

7. 忌酒

电场,血清蛋白分子即发生泳动现象。由于各种蛋白质分子大小不一,所带电荷量也不一样,所以移动速度有快有慢。利用这一特性,把血清蛋白在电泳滤纸上分成白蛋白和四种球蛋白。用字母A代表白蛋白,用 α_1、α_2、β、γ 代表球蛋白。参照泳动结果再计算出白蛋白和球蛋白的量,来分析各种疾病。

一般正常人血清蛋白电泳正常值为:

白蛋白(A):55%～62%。

球蛋白 α_1:4%～5%。

球蛋白 α_2:6%～9%。

球蛋白 β:9%～12%。

球蛋白 γ:15%～20%。

血清蛋白电泳对各型肝炎的诊断具有下列意义:

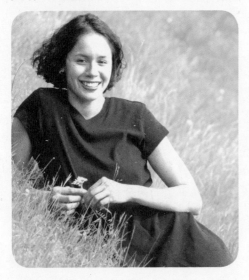

(1)急性肝炎 白蛋白正常或略低,γ 球蛋白稍增加。如 γ 球蛋白持续增高,提示有可能转为慢性肝炎。反之,γ 球蛋白逐渐降至正常,表示预后良好。

(2)慢性肝炎 白蛋白减少,γ 球蛋白增加。

(3)坏死后性肝硬化 白蛋白明显减少,β 球蛋白增加,γ 球蛋白明显增加。

(4)淤胆型肝炎或胆道阻塞性黄疸早期较少变化 晚期与慢性肝炎相似,或伴有 α_1、β 球蛋白的轻度升高。

但是,电泳分析的结果,不但反映肝脏病变,也与其他能引起蛋白质代谢改变的疾病有关,故不是特异性检查。

血清絮浊试验有什么意义

患肝脏疾病时,因蛋白质代谢障碍,血清球蛋白及白蛋白的质与量有改变,可表现为血清蛋白胶体稳定性的变化,所谓絮浊试验即是血清胶体稳定性试验,以往常用的为麝香草酚浊度试验(TTT)及硫酸锌浊度试验(ZnTT),至于絮状试验(TFT)目前已废止使用。

TTT 的正常值是 0 ~ 6 马氏单位；ZnTT 为 4 ~ 12 单位。

肝炎患者由于肝脏的蛋白质代谢失常，血清中白蛋白和球蛋白的质和量都有改变，故这种试验往往出现阳性结果，阳性程度与肝实质损害程度是成正比的。锌浊反应的敏感度及出现的时间较迟，但阳性反应持续的时间较其他任何一种肝功能试验的阳性结果都长，有时急性肝炎症状消失，谷丙转氨酶降至正常，但麝浊仍持续在 7 ~ 9 个单位，一年左右方可恢复正常。如果浊度明显增高持续不降，往往表示肝炎病变的活动性继续存在，甚至有发展成慢性肝炎的可能。

这种试验对其他疾病引起的黄疸有鉴别诊断价值。其他原因引起的黄疸，此试验多为阴性或弱阳性。但阳性反应对肝炎诊断也不是特异性的。因为，凡是能引起白蛋白和球蛋白改变的疾病，也同样可以出现阳性反应，如黑热病、疟疾、细菌性心内膜炎、肾病综合征、传染性单核细胞增多症、类风湿性关节炎、多发性骨髓瘤、风湿热、营养不良等，均可出现阳性反应。此外，某些血脂增高的人，虽无肝实质损坏，麝浊也可出现强阳性反应。故本试验须在空腹时抽血检查，同时在看到其阳性结果时，不能轻易作出某一疾病的诊断。

美国临床病理学会临床化学委员会认为 TTT 对肝病的诊断无价值，理由是它易受到其他因素的影响。目前国际上及部分国内医院已不做 TTT。

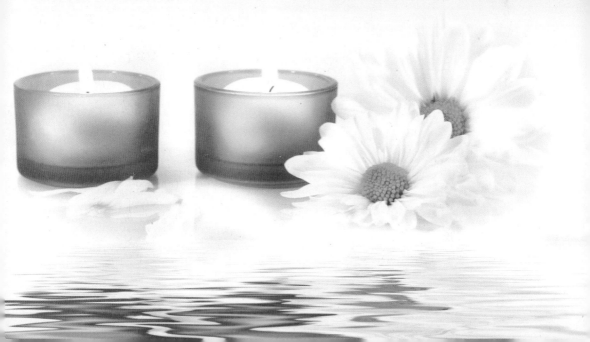

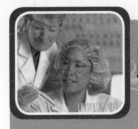

肝病的预防

肝病是严重威胁人身体健康和影响人们生活质量的疾病，因此，平时我们就要做好防治工作，如果不幸罹患了肝病也不要慌张，要系统地接受专业治疗，科学调养。

适于家用的肝炎病毒消毒方法有哪些

1 煮沸消毒

100℃条件下1分钟就可使各型肝炎病毒失去活力和传染性。如煮沸15～20分钟以上就可将各型肝炎的病毒杀灭。这是最简便易行的家庭消毒方法。对食具、护理用具、棉纺的毛巾、浴巾、衣服的消毒较适宜。塑料制品、合成纤维、皮毛制品则将患者的餐具、茶具、玩具、耐热的物品和小件布料衣物浸没水中，加盖煮沸1分钟就可使甲、乙两型肝炎病毒失去传染性，煮沸15～20分钟(从水沸后计算)可杀灭肝炎病毒。

2 焚烧消毒

肝炎患者污染并丢弃的杂物、一次性医护用品及垃圾等，可通过焚烧来达到彻底消毒。

3 高压及蒸汽消毒

用大一点的高压锅或做饭用的大蒸锅、蒸笼等蒸煮消毒，适用于金属、玻璃、陶瓷器、餐茶具、钱及书报的消毒，消毒时间为水沸冒气后20～30分钟。

4 漂白粉消毒

对肝炎或疑似肝炎患者的呕吐物、排泄物，可用漂白粉消毒。1份较稠的吐泻物可加2份10%～20%漂白粉乳剂；对较稀的吐泻物可直接加漂白粉的干粉1/5～1/4份，充分搅拌后放置2小时，对各型肝炎病毒均可达到抑杀目的。

对肝炎患者用过的家用厕所中的洁具、便具以及所产生的垃圾，可用3%漂白粉上清液喷雾或浸泡1小时。3%漂白粉上清液的配制法如下：取漂白粉3克，加少量水搅匀，再加水至100毫升，充分调匀后，待澄清后取上清液使用。

患者的食具、护理用具均可用3%漂白粉液浸泡1小时，对准备废弃的食物和物品亦应浸泡或煮沸后倒掉。

5 使用消毒剂

洗消净、84肝炎洗消液等实际上都是含氯消毒剂，可按说明书参考使用。实验证明，苯扎溴铵、氯己定对乙肝病毒的消毒效果尚不肯定；而度米芬、来苏儿、苯酚、米醋、熏醋对乙肝病毒则毫无作用。

怎样注射乙肝疫苗

乙型肝炎基因疫苗的含量是5微克/毫升。现在国家已将乙肝的预防注射列入计划免疫，所有新生儿都应该进行乙肝疫苗注射。乙肝疫苗的接种程序是0、1、6三针间隔注射法。"0"指新生儿出生后24小时内的第1针，或指其他人注射第1针的起始时间；"1"为第1针注射后间隔1个月接种第2针，"6"为注射第1针后的6个月注射第3针。三针的接种剂量分别为10微克、5微克、5微克。除新生儿外，其他人在注射乙肝疫苗以前，应到医院抽血进行乙型肝炎病毒的两对半化验指标的检查，如均为阴性，就可以进行注射了，如果

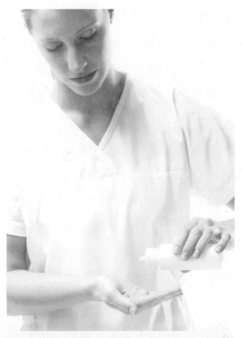

两对半的5项检测指标中任何一项为阳性，说明乙肝病毒已经感染了机体，就不需要再进行疫苗注射了。疫苗接种的部位为上臂三角肌。

怎样检查乙肝病毒是否彻底消灭

一是通过血液检测，反映病毒是否存在，是否处于复制期，是否有传染性等等；二是通过肝组织学检查，了解肝脏内部是否存在病毒，病毒是否处于复制阶段，肝脏受损程度如何。

如果血液检查有问题，可以间接证实、反映肝脏情况。但是，如果血

液检查没有问题，却不能说明肝脏内部绝对没有问题，肝脏内部仍有可能潜伏有许多复制状态的乙肝病毒，真可谓树欲静而风不止。由于目前绝大多数的患者只能通过血液检查推断病情如何，所以结论也只能是相对正确的。要想真正了解肝脏的实际情况，需反复进行肝穿刺，取活组织检查。这在理论上似乎行得通，但在实际临床工作中却寸步难行。一个患者偶然接受一次肝穿刺尚可，多次反复进行肝穿刺根本不可能。通过血液了解乙肝病毒的具体方法是进行乙肝病毒多项指标检查（如乙肝5项、乙肝病毒、乙肝病毒脱氧核糖核酸等），所谓转阴治疗也就是只让这些病毒指标转阴。过去认为这些指标转阴了，病情自然也就好转了。现在看起来，这些认识是很不准确的，现在发现人体血液中的乙肝病毒变化形式实际是十分复杂的，其解释绝不能一

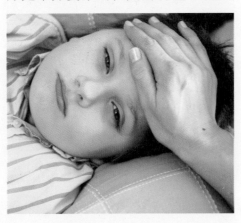

元化、一刀切。

乙肝病毒携带者如何定期复查

尽管乙肝病毒携带者没有肝炎的症状和体征，但其肝脏实际上呈一种潜在性感染状态，因此定期复查有利于早期了解病情转归，便于进行适当的治疗。一般情况下，查出 HBsAg 和 HBeAg 双阳性者每 90 天应复查一次；单纯 HBsAg 阳性，HBeAg 阴性，无症状者，可 6 个月至 1 年复查一次。

乙肝病毒携带者需要吃药吗

目前使乙肝病毒转阴尚无特效药，用的都是对症治疗或辅助治疗药。乙肝病毒携带者若肝功正常，无任何症状体征时可不用吃药。有些患者治病心切，四处求医，服用过多的药物，反而影响正常的消化功能。更麻烦的是，因为所有的药物都要在肝脏中代谢，加重了肝脏负担，对康复不利。

乙肝病毒携带者怎样隔离

HBsAg 阳性者最好与家人分食。其食具、牙具、刮面刀、注射器、穿

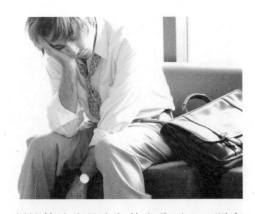

刺针等认为是应与他人分开。乙肝病毒和乙肝抗原双阳性的妇女特别要注意经期卫生，严防经血污染手和日常生活用品，盆、巾与他人分开，避免赤手触摸他人的开放性伤口。乙肝病毒携带者一旦发生外伤出血，应作妥善处理，即认真包扎伤口，被血污染的敷料等应烧毁，需回收利用的，应经严格消毒方可使用。

乙肝病毒携带者的性生活应该注意什么

性生活是一项正常的人体生理活动，健康和谐的性生活是婚姻美满、夫妻幸福的体现。同时，性生活又是一种消耗能量很大的全身性活动。房事时，心跳加快，血液循环加速，血压升高，呼吸急促，全身肌肉紧张，能量消耗很大，这势必影响肝脏的供氧，加重肝脏的负荷。因此，如果夫妇一方患有肝病，性生活就应该有所

节制，双方应互相体谅。

肝病患者过性生活时，男方最好采用避孕套，以减少相互感染的机会。频度以青年人每周不超过 1～2 次，中年人每 1～2 周一次，中年后期每月 1～2 次较为合理。至于性生活是否过度，可以第二天有无疲乏感作指标。如果性交次日感到倦怠、腰酸、乏力、食欲不振，即可认为是性生活过度，应自觉纠正，减少频率或暂停性生活。对肝炎患者来说，适度而满意的性生活有益于保持乐观情绪，增强自信心，给生活带来欢乐，但请切记"节制"二字。古人说得好："善养生者，必宝其精，精盈则气盛，气盛则神全，神全则身健，身健则病少，神气坚强，老而益壮，皆本乎精也。"肝炎患者尤其需要切记。

没有症状的乙肝病毒携带者如何预后

没有症状的乙肝病毒携带者一般转归良好。长期携带者中一部分发展为慢性迁延性肝炎，小部分为慢性活动性肝炎，也可能处于肝硬化形成阶段。有极个别携带者可能演变成肝癌。一般来说，转归有以下四种情况：

1 ▶ 自然转阴

随着时光的流逝，机体免疫状态改善，一部分乙肝病毒携带者的乙肝表面抗原可自行转阴。国内医学资料显示，母婴垂直传播的携带者乙肝表面抗原的年转阴率很低，一般低于2%。18岁以后的青壮年的年转阴率在1.25%~3.4%。同时有乙肝e抗原阳性者更难转阴。

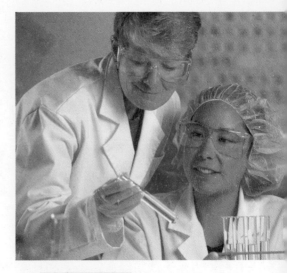

2 ▶ 终身携带

持续稳定的终身乙肝表面抗原携带状态。有许多患者终身携带乙肝表面抗原，发现乙肝表面抗原数十年阳性，但最终死于非肝性疾病。根据有关医学资料显示，218例无症状乙肝病毒携带者中，约48%的肝脏有轻微病理变化，可能这种变化就是相对稳定的一种乙肝病毒持续感染的低反应状态。在我国这种情况可以说是非常常见的。

3 ▶ 肝功异常

有一部分人在携带过程中出现肝功能异常，发生临床显性肝炎。其中乙肝表面抗原与乙肝e抗原持续阳性者容易发展成慢性肝炎。另外还有少数与丁型肝炎病毒重叠感染。个别还不能排除其他病毒引起的肝损害。

4 ▶ 预后恶劣

无症状的乙肝病毒携带者可能发生慢性轻、中、重型肝炎，肝硬化甚至肝癌。有人认为发生慢性中、重型肝炎的比率可达1%~3%。少数人可发展为非活动性肝硬化。已发生肝硬化的患者中9.9%~16.6%有可能发展为肝癌。研究表明，无症状乙肝病毒携带者比非携带者发生原发性肝细胞癌的概率大。发展为肝癌的关键在于乙肝表面抗原阳性者的乙肝病毒脱氧核糖核酸的基因序列是否已经整合到该携带者的肝细胞核中。

降酶药能不能治肝炎

有些患者认为转氨酶降下来肝炎就好了，于是就不停地使用各种降酶药，这显然是错误的。其实单纯的降酶药多数是影响转氨酶活性的，并不能使已发生病变的肝细胞康复，即使应用降酶药把转氨酶降为正常水平，但乙肝病毒仍然逗留体内，它们依然可不断地诱导肝细胞发生免疫损伤，所以此时的转氨酶正常是假象，只要停用降酶药，转氨酶立即反弹。

出现"三高"该怎么办

在肝炎、肝硬化患者的自我调养过程中，若出现以下的症状或体征时，应判断为病情波动或恶化，并应迅速去医院检查治疗。

第一，高度疲乏无力，以致生活难以自理。

第二，高度食欲不振，每日主食难以维持 200 克。

第三，高度腹胀，午夜时比较严重，引起坐卧不安，彻夜难眠，气短发憋。

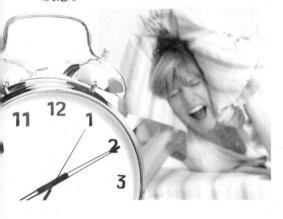

上述"三高"单独出现一项，若休息、饮食及自身调理不能缓解者，应立即就医。

怎样休息有利于肝炎康复

在没有特效药的今天，肝炎患者合理休息从某种意义上讲胜过药物治疗。肝炎急性期及慢性肝炎活动期，特别是黄疸出现和血清丙氨酸氨基转移酶猛升的阶段，正是大量肝细胞肿胀坏死的关键时刻。此时应以静养为主。每日除饮食、洗漱、大小便外均应卧床休息。

实验证明，人体在卧床与站立时肝脏中血流量有明显差别。卧床时出入肝脏的血比站立时至少多 40%。此时平卧静养等于自我输血。只要早期卧床休息的时间足够，肝病后遗症就会减少。卧床的时间应根据症状、黄疸、肝脏大小及肝功能检查结果等具体情况而定。起床活动可从扶床站立开始，到靠椅背静坐、倚窗赏景、室内散步、沐浴、做操、练气功及打太极拳等逐步进行，以增强体力。

肝炎患者为迁延型恢复期或慢性非活动期，则除饭后或晚睡之外不必卧床休息，可以负担部分轻微体力劳动，但要注意动静结合，适度运动。每个人可根据自己的年龄、体质、职业、病情的轻重，摸索出适宜自己的运动量。总的原则是运动量的增加以不疲劳为度，每次活动以自觉微微出汗为度。运动后如果食欲好转，身心愉快，乏力减轻，肝功能改善，则可在此基础上适当地加大一些活动量。只要注意合理休息，无疑会促进肝炎顺利康复。

有些肝炎恢复期患者害怕肝炎复发，因此长期卧床休息，但是这样不利于新陈代谢，促进肝脏细胞脂肪变性，延迟肝功能的恢复。

另外，实践证明每餐饭后左侧卧半小时，中午保证 1 小时午睡的肝炎患者比饭后百步走的患者康复更快，住院时间更短。原因是餐后定时注意体位休息的方法有利于食物的消化吸收和利用，能保证肝脏获取更多的血液供给和营养。

肝炎恢复期有哪些保养原则

肝炎进入恢复期的患者和慢性肝炎患者在家如何休养？怎样预防肝炎复发？在此提几点看法供参考。

1 树立信心

正确对待疾病，保持心情舒畅，树立战胜疾病的信心。中医认为"怒伤肝"，因此处事待人胸怀要宽广，头脑要冷静，保持积极向上的乐观情绪，是有利于身体恢复健康的。

2 预防感染

预防各种感染。慢性肝病患者机体免疫功能低下，在病中或病后极易被各种致病因子感染，如感冒、支气管炎、肺炎、泌尿系感染、皮肤感染等，这样会使已恢复或静止的病情再度活动和变化。要根据气候、温度增减衣服，注意起居及个人卫生。

3 防止疲乏

恢复期不一定绝对卧床，像散步、打太极拳、轻度家务劳动等都可以量力而行，以不疲乏不劳累为标准，有利于机体血液循环、增强内脏器官的功能。要避免刚出院就进行比较剧烈的活动；急性肝炎要有 1 年的肝功能稳定期，慢性肝炎要 2 年以上的稳定期，方可从事繁重工作和较剧烈的活动。

4 遵从医嘱用药

在医生指导下用药。慢性肝炎患者不要随便用药，特别是不要用药过多,因为许多药物都要经过肝脏代谢，这会加重肝脏负担，尽可能少用药，以达到保护肝脏的目的，特别要少用对肝脏有害的药物，如巴比妥类安眠药等。

5 定期复查肝功能

一般急性肝炎患者需 15 ~ 30 天检查一次。急性肝炎恢复期或慢性肝炎可 1 ~ 3 个月检查一次，还应以自我感觉为主。如再次出现乏力、食欲减退、尿黄等情况须及时检查。但是是否精神好、食欲好就意味着肝功能正常呢？大量事实证明不是这样的。不少急性肝炎患者急性期症状消失，但肝功能并未正常，如不继续坚持治疗就有可能使病程迁延，导致肝炎转为慢性。也有不少慢性肝炎症状不明显，但病情仍在进展，直到发展为肝硬化腹水才来就医，这样已为时过晚了。所以应定期检查身体，复查肝功能，为医生指导治疗提供依据。

慢性肝炎患者有哪些自我监护要点

我国有慢性肝炎患者约1300万，这些患者在恢复期大多是在家中进行调养的。自我调养的好坏直接影响着病情的发展及预后，因此要积极调养争取早日康复，可以说，在家中自我监测病情，早期发现病情变化，及时采取相应的检查和治疗措施，对患者逐渐康复，避免向肝硬化甚至肝癌发展起着至关重要的作用。自我监护的内容主要有以下几个方面。

1 观察症状变化

（1）消化道症状加重　如厌油、恶心、呕吐、食欲不振等，这是肝功能恶化的征兆。

（2）腹胀明显　日轻夜重，难以平卧入眠，排便稀溏，尿量减少，这预示有可能出现腹水。

（3）齿龈出血　皮肤瘀斑，反复鼻出血，说明脾功能亢进、血小板减少、凝血机制障碍，提示可能发展为肝硬化。

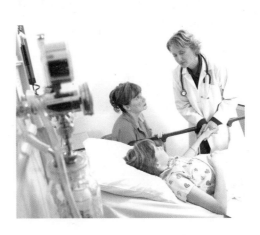

2 检查体征改变

（1）看巩膜是否发黄　如果逐日加深伴有尿色转变为浓茶色，则是病情恶化的标志。

（2）面部及眼眶皮肤　较前晦暗黝黑，面容消瘦，说明肝病复发。

（3）肝脏缩小　而脾脏逐渐增大。

（4）下肢浮肿　出现腹水及出血现象等。

3 定期做相关的化验与检查

如出现以上症状或体征应及早去医院复查，需检查的有关项目有：

（1）血常规　慢性肝炎发展为肝硬化时往往伴有白细胞及血小板减少的现象。

（2）尿糖测定　慢性肝炎或肝硬化时可能影响糖代谢，有时会出现尿糖。

（3）肝功能检查　谷丙转氨酶升高伴黄疸加深，说明肝细胞破坏较严重，应及时入院休息治疗。

（4）血清白蛋白含量　血清白蛋白含量的动态观察对了解肝脏功能十分重要。若血清白蛋白含量为34克/升以下，提示可能有肝硬化。

（5）肝炎病毒方面的检查　如乙肝五项，甲、乙、丙、丁、庚等肝炎病毒指标的测定，看其变化。

（6）甲胎蛋白检查　在诊断肝癌中起着重要作用，若大于400微克/毫升，持续30天以上，排除妊娠、生殖原性肿瘤，可诊断为肝癌。慢性肝炎患者，若甲胎蛋白升高不超过此限度，而随病情好转逐渐下降，这提示肝细胞再生，预后良好。

（7）B超检查　这是随时可做的无创伤性检查，可了解肝脏大小变化，脾大的程度，肝表面光滑与否，肝门静脉的宽度，是否有异常暗区、光团，是否会出现早期癌变。若B超难以做结论，可进一步做CT及核磁共振来确诊。

（8）纤维胃镜检查　随着慢性肝炎病情进展逐渐形成肝硬化，往往发生食道及胃底的静脉曲张，通过纤维胃镜检查可以了解这些病变。

慢性肝炎的预后有两种，一种是良性的，即可以治愈；另一种是恶性的，即发展为肝硬化或肝癌。在家调养的慢性肝炎患者一定要重视自我监护，若病情较稳定，复查时间一般以3～4个月为宜。若病情起伏，应随时就诊就医，切莫贻误治疗时机。

Part 2 中篇 肝病与饮食健康

肝病患者一方面要进行药物治疗，另一方面，合理的营养物质能够修复受损的肝细胞，科学合理的饮食也是肝病患者恢复健康的重要保证。

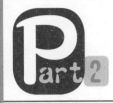
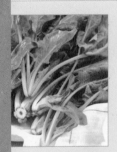
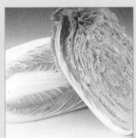
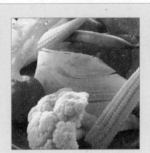
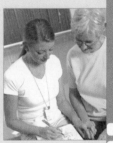
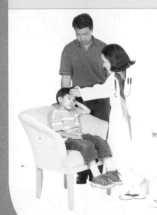
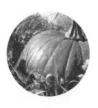
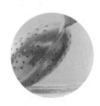
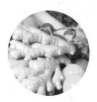

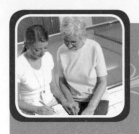

饮食宜忌

　　大部分肝病都是"吃"出来的，因为饮食不当、不洁而患病。因而，肝病患者在治疗的同时一定要把握饮食的宜和忌。本节将为您介绍这些内容。

哪些食物对肝脏保健有益

1 芹菜

　　含有蛋酸，常吃可增强肝脏功能。据说朝鲜人十分喜食水芹，可称是全年常备、每日必餐、老幼皆食。他们除了把它作为一种蔬菜食用外，更重要的是用它来防治肝炎。水芹在朝鲜被用来预防肝炎已有几百年的历史，有着良好的效果。我国古代医学著作中也有类似的记载，称芹菜"主益筋……治五种黄疸"。

2 番茄

　　含有维生素 B_6，可促进脂肪代谢，减轻肝脏负担，提高肝脏解毒功能。番茄内的番茄红素和维生素 C 具有抗氧化作用，可防止肝细胞损伤。

3 香菇

　　含有蛋酸及多种维生素，可强化肝脏的功能。香菇有"抗癌防老第一物"的美誉，它所含有的多糖抗癌物质能提高人体免疫系统的功能，是目前所知的最强效的辅助性淋巴细胞刺激剂。此外，香菇还有抗病毒感染的作用，能促使身体产生干扰素，显然对肝炎的防治大有裨益。

4 大蒜

　　能促进胆汁分泌和排泄。大蒜有很强的抗癌作用，并能增强人的体力，被称为"癌症的克星"。

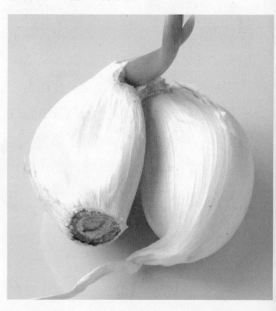

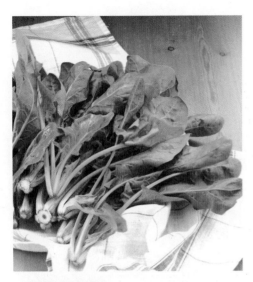

解毒、利湿作用。马兰头的清热解毒作用更强，无论是黄疸型肝炎或无黄疸肝炎，用马兰头煎服，都颇有效验。枸杞头既有补益之功，又有清热除湿之效，于肝炎患者很有益。

8 坚果类食品

如西瓜子仁、核桃仁、腰果仁、开心果及松子仁，这些坚果含优质蛋白质、矿物质和大量不饱和脂肪酸，具有抗氧化作用，可使肝脏恢复正常生理状态，促进肝细胞再生。非常适合肝病患者食用。

5 动物肝

猪肝、牛肝和鸡肝，特别是嫩鸡肝，含有丰富的维生素和蛋白质以及一些活性成分，具有解毒、抗癌、增强体力和增进智能的作用。

6 李子

李子性甘酸，不温不寒，有清肝涤热、生津利水的功效。中医药学里有个说法叫"肝病宜李"，可见李子有利于肝炎患者。肝病患者往往出现胁痛、口苦、虚热、小便色黄、舌红等症状，中医多辨证为肝气郁滞，久而化热。因而食用有清泄肝热作用的李子，显然是非常合适的。

7 春蔬三头

春蔬三头是指香椿头、马兰头和枸杞头。中医学认为香椿头具有清热

哪些食品是肝病患者不宜多吃的

对于肝病患者来说，营养丰富的食物能够帮助肝细胞修复，但有些食物则不宜多吃，要掌握其量，吃多了反而会影响肝病的康复。下面列举几例供患者参考。

1 巧克力、糖及各种甜食

每天每次不宜多食，否则会使胃肠道的酶分泌发生障碍，影响食欲；糖容易发酵，能加重胃肠胀气，并易转化为脂肪，加速肝脏对脂肪的贮存，促进脂肪肝的发生。

2 葵花子

葵花子中含有不饱和脂肪酸，多吃会消耗体内大量的胆碱，可使脂肪较易积聚于肝脏，影响肝细胞的功能。

3 松花蛋

松花蛋含有一定量的铅，铅在人体内能取代钙质，经常食用松花蛋会使钙质缺乏和骨质疏松，还会引起铅中毒。

4 味精

味精是调味佳品，肝病患者一次用量较多或经常超量服用，可出现短暂头痛、心慌甚至恶心等症状。

5 方便食品

方便面、香肠和罐头食品常含有对人体不利的食品色素与防腐剂等，经常食用会增加肝脏代谢和解毒方面的负担。

6 腌制食品

各种腌制食品盐分太高，肝病患者吃多了易影响水、钠代谢，失代偿期的肝硬化患者不能食用。

对肝病患者来说，应讲究科学合理的饮食，不利于肝功能恢复的食品一定要少吃或不吃。

哪些饮食是肝炎患者应忌口的

1 酒

酒精对肝脏有损害作用，长期饮酒对肝更会造成慢性损害，饮酒后可见肝细胞的急性变性，转氨酶上升。因酒精引起的肝损害，可分为脂肪肝、酒精性肝炎和肝硬化等类型。因此，肝炎患者应禁止饮酒。

2 油腻食物

肝炎患者应避免或减少食用油腻食物，因为油腻食物不易消化吸收，

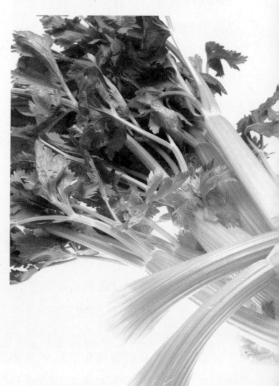

会加重肝脏的负荷。

3 辛辣食物

患了肝病以后，患者应忌食辛辣食物。辛辣食物包括生姜、辣椒、葱和芥末，肝炎患者在患病期间，对各种刺激的耐受性低，辛辣食物生热，肝炎患者有较重的湿热，再食用辛辣食物对病情不利，可能加重或诱发肝区痛，忌食。另外，咖啡、可可中含有大量的咖啡因、可可碱，有较强的兴奋作用，忌食。

4 食品添加剂

肝炎患者应该尽量减少或避免食用含有诸如着色剂、防腐剂等多种食品添加剂的食品。因为肝炎患者的肝脏已经受到损害，肝脏的解毒功能较低，食用含添加剂的食品，会加重肝脏的负担，不利于患者康复。

5 狗肉、羊肉、公鸡肉

中医认为，狗肉、羊肉、公鸡肉等其性燥热，多食易动气生热，肝炎患者多有湿热，故不宜食用。另外，肝炎患者也不宜多食螃蟹，因为螃蟹性寒，肝炎患者多有脾胃虚弱的症状，食用蟹肉可引起变态反应，导致急性胃炎，从而加重病情。

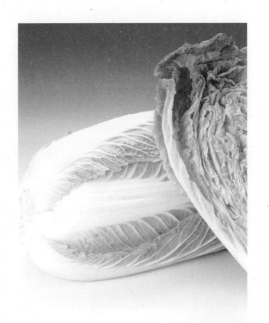

哪些食物特别适于慢性肝炎

慢性肝炎在我国发病率很高，目前尚无特别有效的治疗方法，适当的保健食品有助于改善病情。

1 冰糖银耳粥

银耳含有丰富的蛋白质和人体必需的氨基酸，且含大量胶原物质，能降低血脂和血液黏度，清除自由基，增加肝脏血液循环，抑制脂肪在肝内沉积，保护肝细胞，另外，银耳还含有能提高免疫功能的多糖物质。

2 红枣杞子汤

红枣含有多种抗肿瘤活性因子，

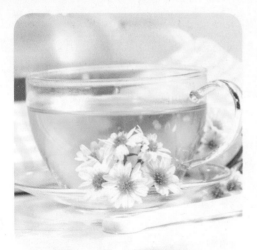

动物实验证实，红枣所含的山楂酸，如每日口服25克，半个月后抑癌效果高达61%。红枣中还含有大量的环磷酸腺苷，浓度为其他食物的1000倍左右。环磷酸腺苷是位于细胞膜上的一种重要物质，广泛参与调节细胞的生长、代谢，对肝功能的维护相当有利。枸杞子与红枣同食能促使肝脏慢性病变康复，阻止细胞发生癌变。

3 菊花绿豆粥

具有良好的清热解毒、利尿降压的效果，肝硬化患者经常食用，对降低门静脉压力和治疗腹水有辅助作用。

4 蜂蜜紫米粥

紫米即黑米，它含有丰富的蛋白质和微量元素，能补益气血、滋养肝肾，蜂蜜中含丰富的氨基酸、维生素。同食可降低转氨酶，促进肝细胞合成白蛋白，抑制肝纤维化，对慢性肝炎、肝硬化有益。

5 鲜豆浆

参与肝脏合成白蛋白，消肿利尿，清热降火，有助于降低门静脉压力，阻止肝硬化发展，为肝细胞提供多种营养物质，帮助肝细胞修复。

6 香菇芝麻肉汤

香菇含多种人类必需氨基酸和微量元素，如铁、铜、锌、硒等，也含丰富的多糖物质，可提高人体免疫力，抗病毒，促进肝细胞修复和再生。芝麻中含有大量不饱和脂肪酸和维生素E，能降低血中三酰甘油含量，消除肝脏内脂肪，对脂肪肝以及慢性肝炎有一定治疗作用。

肝病患者不宜吃得太饱

肝脏是人体最重要的代谢和解毒器官。因为人体胃肠道所吸收的各种物质，包括营养物质和毒素等，经胃肠道的血管系统，由肝脏的门静脉进入肝脏内进行分解、合成及解毒。得肝病后，为维持肝细胞的代谢和细胞修复、再生，必须供给足够的能量和营养物质，但必须适量，俗语说"物极必反"，如果饮食过量，不仅加重了肝脏及其他脏器的负担，而且导致物质吸收过剩，出现脂肪肝、高血脂等并发症，久而久之则会出现肝硬化，因此肝病患者不应饱餐。

为什么主张肝病患者吃高蛋白质饮食

蛋白质是人体一切细胞组织的物质基础。人体患肝病时，因为肝脏细胞受到损害，机体免疫功能降低等，需要足够的蛋白质进行修复，制造各种代谢所需的活性酶类，并增强免疫功能，所以要求在保肝疗法中给予高蛋白质饮食，一般为每日供给蛋白质97.5～130克。如有腹水，并无血氨增高者，每日每千克体重应供给蛋白

质2～3克；若有血氨增高者，则应限制蛋白质的摄入量。还应注意供给蛋氨酸、胆碱、卵磷脂等抗脂肪肝物质，故每日要供给含适量动物蛋白质和蛋氨酸的食物，如贝类、海鱼、瘦肉、蛋、淡水有鳞鱼、豆类及其制品等。

肝病患者可以吃洋快餐吗

西方快餐如三明治、汉堡包、比萨饼、油炸土豆条加上可乐饮料被营养专家斥之为"垃圾食品"。

洋快餐具有几个特点：第一，高脂肪和高蛋白质，而蔬菜量极少。第二，所用的油是氢化油，即把植物油加氢生产出来的油，含有大量反式脂肪酸，会影响人类内分泌系统，危害人体健康。第三，含有大量可致癌的丙烯酰胺。第四，高温烹饪使维生素损耗殆尽。洋快餐制造了大量的胖子，2001年举行的全美营养会议上，美国快餐业就被指责为"制造胖子"的行业。美国十大城市的健康状况调查发现，快餐消费最多的城市——费城已成为全美肥胖患者最多的城市。费城人无论男女老幼，体重超重、糖尿病、心脏病的人口比例都高于其他城市，斯特里特于1999年当选费城

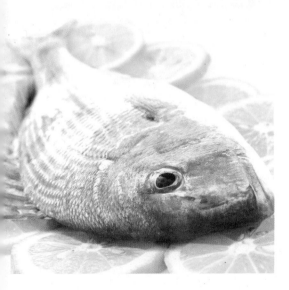

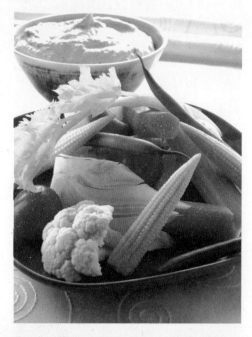

市长，他的施政纲领的"首要目标"是：一定要努力把费城变为一个健康城市，摆脱全美最肥胖城市的恶名。为此，费城市政府鼓励市民多吃蔬菜，少吃油腻食品，禁止餐饮业出售覆盖厚奶酪的牛排。现时世界各地都认为洋快餐在制造胖子的同时，还制造了冠心病、糖尿病、脑卒中、脂肪肝患者。于是营养学家为洋快餐取了"能量炸弹"和"垃圾食品"的称号。

洋快餐目前在欧美已成为不受欢迎的食品，但奇怪的是，我国却在主动地与之接轨。这方面国人表现出来的无知的效仿，实在是令人深感不安。在我国，营养不良与营养过剩现状同时存在，其中营养不良儿童有2400

万，维生素D缺乏症与缺铁性贫血仍是农村主要的营养缺乏病；而经济发达地区膳食结构西方化，洋快餐无孔不入，营养过剩和营养结构不合理造成的肥胖已成为威胁少年儿童健康的严重问题。洋快餐的现状，国内与国外截然相反，中国人还在排着队吃，有人还以此作为奖励孩子的措施。盲目的西方化，盲目的接轨，造就了一大批胖子，而肥胖的背后便是日益增长的心血管病、糖尿病、脂肪肝的发病率。美国政府不久前公布的《美国膳食指南》是对以往饮食方式的一种反省，至今已收到良好效果。

由于西式快餐的营养结构偏于高脂肪、高热量，饮食烹调以高温煎烤为主，缺少蔬菜和糖类；存在诸如反式脂肪酸、丙烯酰胺等有害物质，肝病患者食用后加剧肝脏损害。因此，洋快餐绝对不宜多吃、常吃。

肝病患者能不能吃西瓜

西瓜性寒，具有除烦止渴、清热解暑、利尿降压的作用，可以治疗许多热盛津伤的热病，古人称之为天然白虎汤。西瓜中富含大量的糖、维生素，还可以清热利湿，使体内的湿热从小便而解。

现代研究证明，西瓜汁及皮中所含的无机盐类有利尿作用，所含的苷具有降压作用，所含的蛋白酶可把不溶性蛋白质转化为可溶性蛋白质。因此对肝病患者非常适合，是天然的治肝病的食疗"良药"。

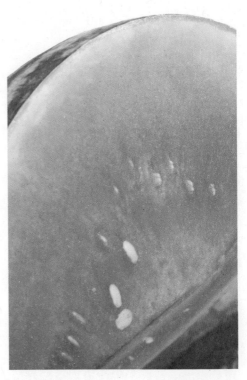

脂肪肝都是营养过剩引起的吗?

由于营养过剩，脂肪在体内过多堆积而发生超重和肥胖，是造成脂肪肝不可忽视的因素，但并非唯一的原因。据病理生理改变发现，引起脂肪肝的原因是多方面的。

中毒　某些药物和化学物，如过量服用或密切接触四环素、砷、银、汞、三氯化烯、四氯化碳、黄磷、巴比妥、黄曲霉素等，即可引起脂肪肝。

糖尿病　约50%的糖尿病患者可发生脂肪肝，约25%的脂肪肝患者有糖尿病。

营养不良　长期饥饿或胃肠道消化吸收障碍，造成机体蛋白质不足，也会引起脂肪肝。

大量长期饮酒　乙醇可造成肝细胞代谢紊乱，加之饮酒者食欲多降低，食物中的胆碱摄入减少，导致多余的三酰甘油难以清除，结果导致脂肪肝。

肝病患者在什么情况下不能喝茶

在食用某些含铁食物后或服铁剂时喝浓茶，会造成食物及铁剂内铁元素的吸收障碍，即使加服维生素C后仍如此，原因何在呢？近来研究业已阐明，主要是因为茶叶内含有较多的鞣酸，它与铁离子结合，形成了难溶性复合物，阻碍了铁的吸收。因此，喜好饮浓茶的老年肝病患者，应注意不要在吃完饭后，特别是晚饭后或服铁剂时喝浓茶。此外，茶叶内含有咖啡因，晚上喝浓茶，具有使人兴奋的作用，会影响老年人的睡眠，应予避免。

长期饮用矿泉水有利于肝病患者吗

许多人认为喝矿泉水有百利而无一弊，但事实并非如此，矿泉水是来自深层地下的天然泉水或经人工方法从地下抽取的水。目前市场上供应的各种瓶装、桶装矿泉水，几乎都是用后一种方法取得的。

深层地下水经过地层的渗滤，隔除了大部分的悬浮物和微生物，同时在通过地层时溶解了多种矿物质。上述特点使矿泉水的水质比较稳定，细菌含量也少。矿泉水之所以受欢迎，主要在于与自来水相比，所含矿物质较高，对特定人群有保健作用。但是专家指出，即使是真正的矿泉水，也并非对每个人都有益，因为体内微量元素的生理浓度和中毒剂量较为接近，若不加选择，长期盲目地饮用矿泉水，甚至把矿泉水当做日常饮用水，会导致某几种微量元素过量蓄积，这同样对人体健康有害。大量饮用矿泉水，会影响胃液的分泌和胃肠道的消化功能，也会影响胆汁的生成和分泌功能，使人体的酸碱平衡失调，甚至导致胆结石的生成。矿物盐会刺激肾脏和膀胱，特别是钠盐，对慢性肝病、慢性肾炎、高血压、心脏病患者危害很大。

肝病患者不宜以矿泉水作为饮用水长期饮用，最好的饮用水还是用合格的自来水煮开待凉后的凉白开水。

高糖及高热量饮食适于肝炎患者吗

治疗急性肝炎时，经常要输葡萄糖，因此有患者认为，多吃糖对治疗肝炎有利。但国内外的实践证明，高糖、高热量饮食，对肝病患者不是越多越好，而是有害无益。

有人曾以每日给予肝炎患者16736～20920千焦的高热量、

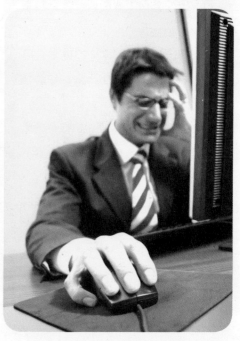

70～150 克的高蛋白质、150～200 克的高脂肪、450～500 克的高糖饮食来治疗，结果有 1/2 的急性肝炎和 1/3 的慢性肝炎发生脂肪肝。这是因为高糖可在肝内合成低密度脂类物质，使血中甘油三酯等脂类物质增多。体内甘油三酯增高使血流减慢，血黏稠度增加，微血管中红细胞和血小板可发生聚集和阻塞现象，重者可继发出血，使心、脑、肝、肾对氧的利用率减少而造成器质性病变。此外，肝炎患者休息较多，体力活动少，高糖、高热量饮食造成营养过剩，促使体内脂类物质增多而易发生高血脂与脂肪肝，从而加重肝炎病变，使之迁延不愈。故现在主张采用高蛋白质、低脂肪、适量糖类和热量的饮食，以利于肝炎患者的恢复，而不是含糖量、热量越高越好。

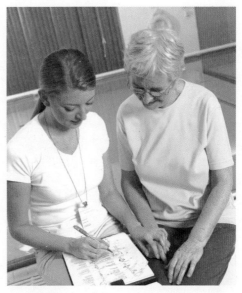

壳刚能张开，蘸上调料食用。此时毛蚶内脏温度低于 70℃，病毒并不能杀灭。

防肝病忌生吃海鲜

> 有些海鲜（主要指毛蚶）能传播甲型肝炎，这与其生物学特性有关，它每天过滤 40 升水，将甲肝病毒在体内浓缩并贮存于鳃中。

南方沿海省市居民喜食毛蚶，习惯上只将它在开水里泡一下，使其外

多吃水果对肝炎患者有好处吗

饮食要讲究营养，更要注意适量。肝炎患者每日适当吃点水果，有益于健康。如果吃得太多，就会加重消化器官的负担，导致消化和吸收功能障碍。如橘子吃多了，容易上火，引起咽喉肿痛、嗓音嘶哑；梨吃多了会伤脾胃；柿子吃多了，大便会干燥，原有痔疮的人就会便血；荔枝吃多了，会出现四肢冰冷、无力、多汗、腹痛、

75

腹泻；未熟透的葡萄、苹果中含有较多的酸类和发酵的糖类，对牙齿有腐蚀性，易造成龋齿。据报道，75%的7岁以下儿童对水果中含的果糖吸收不好，家长给孩子吃水果或喝果汁，不仅影响孩子们对正餐的食欲，还使大量果糖不得不从肾脏排出。患肝炎的孩子肝功能已不正常，容易引起尿液变化，出现"水果尿"，这就有可能引起肾脏病理性改变，为肝功能的恢复制造障碍。

肝炎患者喝酒害处大

酒对肝脏来说是一种毒品。饮酒后酒在胃肠道内很快被吸收，约90%以上的乙醇成分（酒精）在肝脏内代谢，由肝细胞的细胞质乙醇脱氢酶催化乙醇而生成乙醛。乙醇和乙醛都有直接刺激、损害肝细胞的毒性作用，可使肝细胞发生变性、坏死。大量饮酒者常有饮食不足、呕吐等酒精急性中毒症状；较长期嗜酒者，乙醇、乙醛的毒性常影响肝脏对糖、蛋白质、脂肪的正常代谢及解毒功能，导致严重肝损伤和酒精性肝硬化。病理学观察，可见肝脏失去光泽，出现以小结节性分隔性为主的肝硬化，肝内呈中度和重度脂肪变，可见乙醇性透明小体，在坏死肝细胞周围可见中性粒细胞浸润，肝小叶中心坍陷和纤维化。

有报道称，急性肝炎潜伏期的患者，由于大量饮酒，可突然发生急性肝功能衰竭；慢性肝炎患者一次大量饮酒可引起慢性肝炎活动，激发黄疸。乙肝表面抗原长期阳性的患者长期饮酒易致肝硬化和促进肝硬化失代偿，还可能促发肝癌，缩短寿命。肝炎患者的肝功能已受到损害，各种对乙醇代谢的酶类活性降低，肝脏解毒功能降低，因此即使少量饮酒，也是很有害处。所以肝病患者禁酒是自我疗养的基本要求。

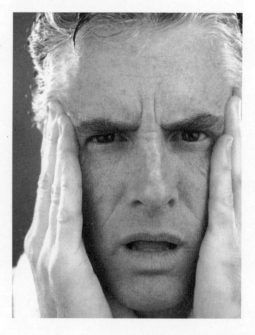

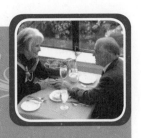

肝病治疗，重在饮食调养。通过了解治疗肝病的一些饮食保健原则和方法，可以有效地配合常规治疗，巩固疗效。

饮食保健

肝炎食疗与药疗的关系

首先具体阐述一下，肝炎食疗与药疗两者之间的关系。

1 辅助性

调节饮食结构，适时适量进食，人赖饮食为生，肝炎以饮食为养。饮食调养时必须注意：一忌千篇一律，一日三餐，食物种类应尽可能的丰富多彩，才能较全面地获得保肝健身的必需营养物质；二忌暴饮暴食，即对食物摄取要有节制和自控能力。特别不能过食糖类、高脂肪食物，使消化道难以吸收；即使高蛋白类饮食，亦要求适时适量，自我调控食用。贪嘴、过食是脂肪肝的诱因，如不加节制还会导致肝硬化，甚至产生更严重的不良后果。

2 共通性

食药同源，食药同用，一定要注意针对性很强的食物本身就是药物，如大蒜含有蛋白质、维生素、钙、磷和大蒜素，既是调味食品，又是药物。特别是大蒜素有极强的杀菌力，对真菌、病毒亦有抑制作用。经常吃点南瓜、萝卜、豆芽，这些蔬菜中含有某些酶类，能抑制亚硝胺致肝癌的作用，还能有效增加皮肤的润滑弹性，改善慢性肝病患者的容颜。但是食物与药物一样有寒热温凉属性之区别，有甜酸苦辣咸五味之不同。任何食物，对不同人体可能有利，亦可能有弊，用之得当，针对性强，就能祛病强身；

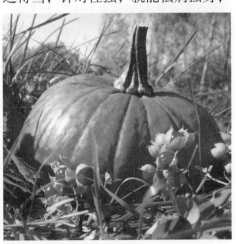

用之失当，则可引起新的疾病，甚至影响寿命。肝炎患者只有讲究饮食宜忌，才能达到用食疗防病治病之目的。

3 不可替代性

食疗不能完全代替药疗。食疗在肝病的预防保健和康复过程中应占主要地位，但在肝病的急性波动期或发作期只能作为一种辅助疗法。正如唐代名医孙思邈所说，"安身之本必资于食，救疾之速必凭于药。"说明食疗与药疗是不同的，不要一味追求食物疗法，而放弃必要的药物治疗，以免延误病情。

肝炎患儿的饮食必知原则

1 给予高蛋白质饮食

小儿患病毒性肝炎时，肝脏受到损害，需要补充足量的蛋白质来加强肝细胞的再生与修复，故应给予高蛋白质饮食，而且要多选用优质蛋白质。但高质量不等于高数量，因为蛋白质过多会加重肝脏负担，反而不利于肝脏的恢复。因此，每日每千克体重的蛋白质供给量以 2.5 克左右为宜。

2 供给适量脂肪

肝炎患儿急性期胆汁分泌减少，

有明显食欲不振、恶心、呕吐、厌油等消化道症状，脂肪不易被消化，故饮食要求清淡少油腻，还应适当限制脂肪的供给量。不过脂肪可促进食欲，有利于脂溶性维生素吸收，因此也不宜过分限制。其全天脂肪供给量以 50 克左右为宜，其中用于烹调的不应超过 10 ~ 15 克，并尽可能用植物油。

3 控制糖类供给量

一般以占全天总热量的 60%（约70 克）为宜。糖类合成肝糖原，可以保护受损的肝脏，故在急性期应采用较上述用量为高的高糖类饮食，过了急性期阶段即可恢复上述正常量。

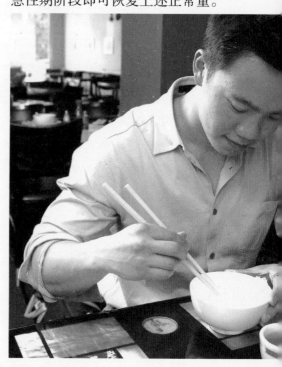

老年肝炎患者饮食必知原则

鉴于老年人的生理与营养状况随着老年化的进程而改变，所以老年人在感染肝炎后，更应注意饮食调养。

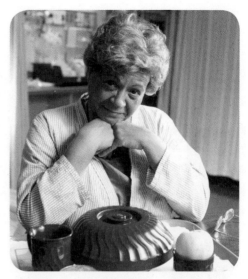

1 供给足量的蛋白质

供给的优质蛋白质应占总蛋白质的一半以上。实验证明老年肝炎患者的消化吸收功能减弱，对蛋白质的利用能力不如青壮年，故其供给量应高于正常成人，每日每千克体重蛋白质的供给标准为 1.5～2 克。要多吃牛奶、禽蛋白、脱脂奶制品、鱼虾类、瘦肉以及煮烂软的黄豆及其制品。不要吃生蛋、干炒整粒黄豆或油炸的豆类，少吃或不吃不易消化的油炸类硬质食品。尽量少吃富含嘌呤碱的食品，如沙丁鱼、动物肝、肾、浓肉汤等。为减少嘌呤碱含量，可先将含嘌呤碱多的肉类等用凉水浸泡 100 分钟后再煮熟，弃汤食肉或再加工成菜肴，这样其嘌呤碱含量可减少半数以上。

2 给予低脂肪饮食

脂肪所产生的热量以占总热量的 25% 左右为宜。特别是动物性油脂不可过多，应多食用富含不饱和脂肪酸的植物油，如橄榄油、芝麻油、大豆油、葵花籽油、花生油、玉米油等，这对减轻肝脏代谢负荷和防治心血管疾病等大有裨益。因此，每日脂肪供应量应在 55 克左右。

为防止动脉硬化过早发生，老年肝炎患者应限制进食富含胆固醇的食物，如动物脑、肾、肝、蛋黄、鱼卵、奶油等，每日摄入食物胆固醇量以不超过 500 毫克为宜。

3 供给易消化、清淡的食物

应适当控制产生纯热量的油脂、食糖和粮食类食物，以避免形成脂肪肝、体重超重，预防老年性疾病的发生。食盐摄入过量，常是高血压发病率与脑卒中死亡率增高的原因之一，因此，一般每日摄入 5～6 克食盐即

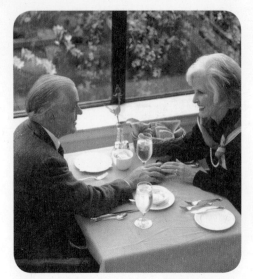

重症肝炎患者饮食原则

1 维生素供给要丰富

应供给富含多种维生素，尤其是维生素 C 的食物，以利解毒。在低蛋白饮食中，常会出现钙、铁等无机盐及维生素 B_2、K 的缺乏，故在饮食供给之外，还可用维生素制剂来补足。

2 水盐供给要灵活

对水与食盐的供给量，要视有无腹水和水肿而定。伴有腹水和水肿者，应给予低盐或无盐饮食，并需限制液体，这时可用计划内的果汁补足饮水量。

可。老年肝炎患者常因牙齿脱落，使咀嚼功能受到影响，消化功能减弱，故应多采用烧、炒、蒸、煮、炖等烹调方法，忌用剧烈刺激性调味品和烈性酒。

4 饮食应有规律

一日三餐，每餐荤素搭配或粮、豆、菜混食，以保持营养平衡。有的老年肝炎患者消化功能不好，食欲不振，也可少量多餐，如每日 5 餐，并采用半流质饮食。条件许可的话，每日可供给 150 ~ 200 克水果。维生素在饮食上供给不足时，可用维生素制剂补足。

3 微量元素的供给要保证

微量元素的作用越来越为人们所重视。最新医学研究表明，肝功能衰竭时，脑内锌、铜含量降低，可能是肝昏迷的主要原因之一。因此锌、铜在饮食治疗中，其每日供给量分别不应低于 15 毫克、3 毫克的标准。

4 进食方式要机动

要注意饮食量，可少量多餐。昏迷前初期，宜选用极易消化的低蛋白质、低脂肪、低盐、适量糖类的少渣半流饮食或流质饮食；已昏迷者可用

5 供给充足的水分

每日通过饮水、喝汤等来供给充足的水分，一般为 1.5 ~ 2 升。

鼻饲流食。

静脉滴注 20%葡萄糖生理盐水。

5 **预后不良者的进食方案**

重症肝炎有肝脏细胞较大或大面积坏死、肝功能严重损害及肝昏迷前驱症状倾向者，应适当控制热能供给量，给予糖类为主，并严格限制蛋白质的摄入。每日供给热量 5021～6694 千焦，糖类至少占总热量的 75%。昏迷不能进食时，若无食道或胃底静脉曲张者，可下胃管鼻饲，以米汤、鲜橘子汁等灌入为好，每次 150～200 毫升，一日可多次给予。鼻饲前抽取胃内容物，观察有无出血，若有食道或胃底静脉曲张者，可采用

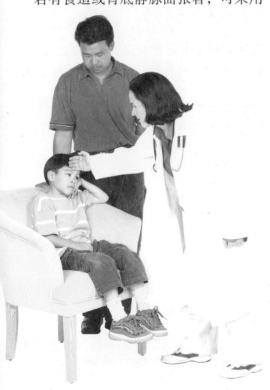

肝病患者的食物烹调时的要点

烹调技术直接影响食品的营养成分。如肉类食品的烹调一般有红烧、清炖和快炒 3 种。但从保存食品中的维生素着眼，清炖肉食将破坏维生素 B_1 60%～65%，用急火蒸时维生素 B_1 损失约 45%，而炒肉时损失仅为 13%。因此做荤菜时可尽量采用急火快炒的方法。至于做蔬菜则要先洗后切，切后尽快下锅，同样用急火快炒，炒时加些肉汤或淀粉，可使色香味美，而且对蔬菜中的维生素 C 具有稳定作用。骨头做汤时应设法敲碎并加少许醋，可以促进钙、磷的溶解吸收。

在做主食时，淘米搓洗可使大米中的 B 族维生素损失 25%。米饭先煮后蒸可使 B 族维生素损失 50%，所以不应该做捞饭。肝病患者宜吃焖饭或钵蒸饭。煮稀饭加碱，几乎可使 B 族维生素全部破坏。

用 75%玉米面加 25%黄豆面蒸窝窝头，可减少维生素 B_1、维生素 B_2 的损失。菜汤、面条汤、饺子汤中

含有食物的 30%~40% 水溶性维生素，故提倡适当喝汤并不是没有科学依据。另外油炸食品宜少吃，因为油条、炸糕中的维生素 B_1 几乎都被破坏了。当脂肪加热到 500~600℃ 时，会产生致癌物。长期多量吃油炸食品者容易患癌症。

总之，一般饮食烹调的营养要求，也同样适用于肝病患者。通常认为，烹调时，色宜美，味宜鲜，多选素油，少放盐，主食多蒸煮，副食少煎炸，是肝病患者合理烹调的基本要求。

肝病患者营养品的选择

肝病患者多有湿热、淤滞等症状，一般是忌用滋补之品的。少数迁延性肝炎或肝硬化患者，脾胃虚弱或肝肾阴虚，可以适当选用滋脾养肝之品。但要牢记以下两大原则：

第一，对滋脾养肝、抗衰老药的选择一定要慎重，不能只听广告宣传，必要时应请医生和专家协助，防止误购伪劣产品。

第二，宜选用天然水果。沙棘、刺梨和猕猴桃含有丰富的微量元素和维生素，可作为防治慢性肝病的保健食品。

肝病患者该如何吃醋

祖国医学中谈到五味时指出，酸入肝，患肝病时宜少食酸。

临床中发现，肝炎急性期，患者食欲不振，要求喝点醋调味；中药乌梅、五味子、山楂等都有明显酸味，对多数肝炎患者有降丙氨酸氨基转移酶（简称转氨酶）的效果。但是一旦食用过量，如肝炎患者每日喝醋 100 毫升，疗程相应延长，超过一定限度，有可能不利于肝细胞的再生修复。

有人使用五味子粉降酶后，常引起吞酸烧心，影响食欲，停用五味子后，有一半左右的人转氨酶反弹。一般来说，五味子、乌梅、山楂、食醋入药时，都不宜过量使用。酸能入肝，多食有害，用少量调味则很有好处。如肝病患者，经常吃点鱼或牛羊

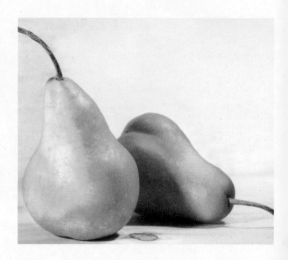

肉，补充蛋白质，有利于肝功能好转及肝脏修复。做鱼时加些醋可以除腥。牛羊肉加些食醋蒸煮，则较易煮熟。不少荤素食物，稍加酒、醋，可增加食品的色、香、味。肝病患者讲究食疗，想做一些美味佳肴，无疑离不开醋。醋在中医辨证施治中有散瘀解毒之功，肝炎患者施用适度，方法得当，可辅助并改善药性，防治多种并发症。

肝炎患者怎样补充蛋白质

> 常人为维持轻微劳动每天需蛋白质约 70 克，肝病患者为利于肝细胞的再生修复，每天需要 100 克左右的蛋白质。

给病毒性肝炎患者补充蛋白质时应注意以下几点：

1 走出瘦肉高蛋白的误区

瘦肉中蛋白质含量只有 16％ ~ 25％。如瘦牛肉中的蛋白质为 20％，而鸡肉中的蛋白质为 25％。也就是说如果吃 100 克牛肉，则仅能摄取 20 克蛋白质。

2 动植物蛋白质搭配要合理

动植物蛋白质要等量搭配或至少 3 ：1 搭配。摄入的蛋白质在消化

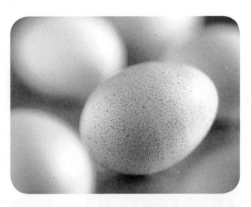

后被分解为氨基酸才能吸收，然后在肝脏制造成人体最重要的蛋白质。由于动植物蛋白质所分解的氨基酸有所不同，人体有八种氨基酸自身不能制造，一定要由外源供给。当动植物蛋白质每天等量搭配、均衡提供时，可弥补彼此不足，明显增加蛋白质的利用率，适量的植物蛋白能抑制动物性脂肪量，减低动脉硬化的可能，保证必需氨基酸的充分吸收利用。

3 蛋白质摄取并非多多益善

多余的蛋白质是增肥发胖的基础，并以脂肪形式贮存。每天吃肉、蛋、鸡、鱼太多，实际吸收增多，而真正利用的仍只有每日需要量。多余的蛋白质反而增加肝脏负担，要把它转化为脂肪贮存，导致发胖甚至脂肪肝。因此对肝病患者来说，不宜把 7 天左右的蛋白质总量在 1 ~ 2 天内吃光。如能把一周的蛋白质分成 7 等份，每天吃相等分量，则是一种既节约又合

理的营养调配。

4 饮食均衡很重要

有的肝病患者怕发胖，不愿吃含糖食品。人一天必须摄入400克左右的糖才能保证热量供给，否则好不容易制造出的蛋白质，都被消耗去产生热量，岂不是浪费。每天还一定要注意补充含维生素、微量元素丰富的蔬菜、水果、五谷杂粮，尤其绿色蔬菜，如海藻、菇类都应混合搭配，这样对肝病的康复才会有利。当你把蛋白质食品和蔬菜一起吃下去时，胃的消化液比单吃一种食物多得多，所以绝不能忽视瓜菜水果和谷类对蛋白质的辅助作用。

5 摄取蛋白质要因症而异

比如重症肝炎或肝硬化有肝性脑病趋势的患者，就应少食甚至禁食蛋白质。肝性脑病恢复后的患者供给蛋白质也应从低量开始。临床上，个别患者因多吃一个鸡蛋而诱发肝性脑病并非没有，遇到这类情况，饮食上应完全听从医嘱。

肝炎患儿怎样补充蛋白质

小儿正处于生长发育迅速期，再加上肝细胞修复、更新，营养十分重

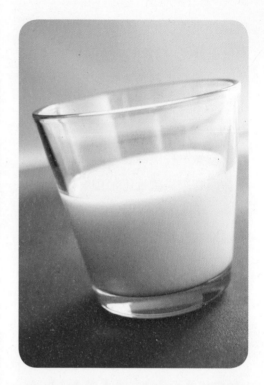

要。世界卫生组织规定，6～9岁时每日供给能量9200千焦，10～12岁男孩为10900千焦，女孩为97800千焦，蛋白质供能占总能量的12%～14%，优质蛋白质(瘦肉、牛奶、蛋、豆制品)高于1/3，脂肪25%～30%，总能量的60%以上由糖类所提供。按这样计算，蛋白质每日应提供78～90克，好的鲜奶100毫升中可含蛋白质3克左右，一个鸡蛋中含蛋白质6克，如果每日保证给患儿1杯牛奶(200毫升)、1杯酸奶、1个鸡蛋，再加上一些肉类、豆制品、蔬菜，多变一些花样，搭配好，少量多餐，这样就完全可以保证蛋白质的需求。

肝炎患者怎样吃鸡蛋才科学

肝炎患者，尤其伴有动脉硬化或怀疑有冠心病的人，害怕吃了蛋黄会促进血中胆固醇增高，所以吃鸡蛋时只吃蛋白或根本不敢吃鸡蛋。这种顾虑是没有必要的。胆固醇是人体心、脑、肝、肾和组织细胞的重要组成成分，是肝细胞修复的基本物质之一，也是人体激素的合成原料；它在体内还能转变成维生素 D_3，是破坏肿瘤细胞和清除有害物质的有效介质。

人体每天一定要从饮食中补充 500 毫克胆固醇，体内又自己合成 1～1.5 毫克，才能保持血中正常的胆固醇浓度。人体对胆固醇的摄入、消化、吸收、合成、分解、排泄，具有很强的调节能力。

每天吃 1 个鸡蛋，非但不会使血中胆固醇含量增高，而且可使血中高密度脂蛋白增高，调整高密度与低密度脂蛋白间不协调的比例，对肝炎患者来说是有益无害的。

鸡蛋给人体提供最优质的蛋白质，它还富含保护动脉、促进肝脏细胞再生和强壮心、脑的微量元素硒、锌、铬等人体必需的营养素。不敢吃鸡蛋、蛋黄的想法和做法是缺乏科学

依据的。只要你每天选择的优质蛋白质食品是奶、蛋、鱼、贝，而不是猪、牛、羊、兔、狗、驴的内脏和肉类，而且每天吃鸡蛋不超过 2 个，那么蛋黄中的胆固醇不但能养肝保心，而且能健身益寿。希望从现在起，肝炎患者能从思想上打消吃鸡蛋的顾虑。

肝炎患者的饮料选择

1 不宜饮用过多

有的饮料中含有可可碱和咖啡因，有的还含有中药，过多饮用显然不利。多喝饮料会影响食欲，这是因为饮料中含有糖和蛋白质，饮用后能使人不产生饥饿感，多喝饮料还会影响食物的消化和吸收。

2 不喝对胃健康有影响的饮料

肝炎急性期或慢性肝炎活动期

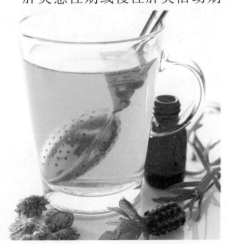

或活动性肝硬化患者伴有胃、十二指肠黏膜损伤者，不宜饮用低度酒精饮料和含咖啡因、可可碱的饮料及酸梅汤等，因为咖啡因、酒等可促进胃酸分泌，破坏胃黏膜屏障，影响炎症或溃疡的修复和愈合。肝硬化伴有腹水者还不宜喝汽水及可产生气体的饮料，以免加重腹胀，伴有脾胃虚弱者不宜喝冰镇饮料，因为胃内温度近50℃，冰镇饮料入胃可使胃血管收缩，减少消化液分泌。

3 不喝质量低劣的饮料

肝炎患者不宜喝质量低劣的饮料，因为质量低劣的饮料皆为色素、香精和糖精混合而成。另外不能喝不合格的河水、井水制成的橘子水。这些饮料服用后对健康不利，甚至可加重病情，所以选购饮料时要五看一闻。

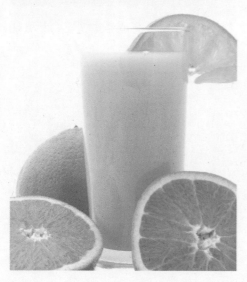

五看：即看标签、色泽、有无杂质、是否混浊、出厂日期和厂址。一闻：即开瓶后闻有无异味。

肝炎患者应该如何饮用牛奶

牛奶被誉为"完美食品"，具有很高的营养价值，营养专家建议肝病患者应每日喝2杯牛奶。但怎样饮用才能使牛奶中的养分被充分吸收呢？食用方法很重要，方法不当，就会引起腹胀、腹泻。最好的方法是小口饮用牛奶或用汤匙小口地品尝，使口腔内的唾液与牛奶混匀后再咽下，以免大口饮用牛奶使大量牛奶很快进入胃内，与胃酸接触形成酸性蛋白质脂肪块状物，引起肝病，或导致胃肠虚弱的人腹泻。

肝炎患者饮用牛奶时最应注意的是牛奶加糖饮用，因为蔗糖在体内分解成酸与牛奶中的钙质中和，易促使细菌发酵产气，导致腹胀。为保证牛奶最大限度地被吸收利用，最合理的饮用方法是采用牛奶和苏打饼干同时饮食，把牛奶和苏打饼干一起放入口中细细咀嚼，小口小口下咽，可使牛奶充分消化吸收。

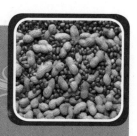

饮食疗法

饮食疗法，简称食疗，是指应用具有药理作用的食物防治疾病，保健强身的一种方法。

按照中医理论认为"医食同源"，"药食同源"，很多中草药，既可作为治疗疾病的药物，同时也是很好的食品，就是我们日常生活中的很多蔬菜水果常常也都具有食与药两方面的性能。因此，这些食品既可为食又可为药，就构成了饮食疗法丰厚的物质基础。我国传统食养食疗的经验积累了大量宝贵的财产，再经过中医理论的指导，不断吸取新的知识，不断进行临床实践，不断总结，不断提高，逐步形成饮食疗法这门专门的科学。实践证明，饮食疗法对于肝病的治愈起着极为重要的作用，下面介绍几款适合肝病患者的食谱以供参考。

香菇怎么治甲型肝炎

将80克香菇洗净，放入大碗内，用温水浸10分钟（浸时要盖上盖），剪去蒂，洗净泥沙，菇面向上整齐地码在大汤碗内。将炒锅置旺火上，将黄豆芽汤和浸泡香菇的原水倒入锅内，加入姜片、精盐、料酒、白糖，烧开后撇去浮沫，倒入碗内，放入熟花生油，盖上碗盖，入笼用旺火蒸约20分钟。出笼去掉姜片，加入味精，用勺调和后即可。适于肝炎早期患者。

金针菇怎么治甲型肝炎

将200克金针菇去根洗净；300克鸡胸肉切成长4厘米、火柴棍粗细的丝。50克冬笋切成相应的细丝。葱、

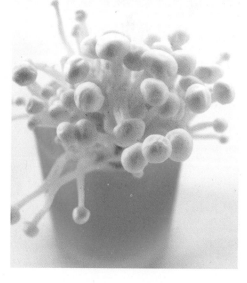

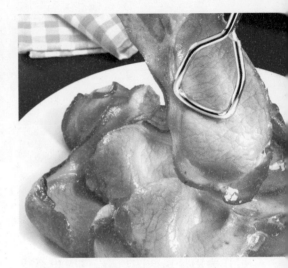

姜切细丝。炒锅置火上，下植物油，烧至七成热，放入葱、姜丝炝锅，煸出香味，倒入肉丝煸至九成熟，再加入冬笋丝、料酒、味精、鸡汤。烧沸后，倒入金针菇，加入精盐翻炒片刻，淋入麻油，翻炒几下，盛入盘内即可。功效：养肝健脾。

口蘑怎么治肝炎

将 120 克口蘑择洗干净，放入沸水锅内焯透，捞出沥水。将 450 克油菜心洗净，切成长 3 厘米的段。将炒锅置火上，放入麻油、葱末、姜末稍炒，放入油菜心、口蘑再煸炒片刻，加入料酒、酱油、味精、精盐和少许鸡汤。烧开后稍煨片刻，用水淀粉勾芡，淋入麻油，盛入盘内即可。对脂肪肝患者有一定的辅助治疗作用。

甲鱼怎么治肝炎

将 1 只甲鱼仰放于墩子上，待甲鱼翻身伸脖时，将头剁下，放净血，用开水烫后去净黑皮，去内脏，剁成块，用水反复焯几次去腥味。将 20 克香菇水发去蒂，20 克冬笋切片，60 克猪肉切片备用。将甲鱼块放入大碗内，加入清汤、料酒、香菇、冬笋片、猪肉片、葱段、姜片、精盐，

上笼蒸约 2 小时，熟后去掉葱段、姜片，把汤回锅，打去浮油，浇在甲鱼大碗内即可。适于肝病虚弱患者进补。

鲫鱼怎么治肝炎

将 500 克鲫鱼去鳞、鳃、内脏洗净。120 克小葱择洗干净，每 3 ~ 4 根打成一个结，放入鱼腹内。姜切末，蒜切片。将炒锅置火上，放入植物油，烧至八成热，放入鲫鱼煎透，捞出沥油。原锅置火上，放油少许，放入姜末、蒜片，加入料酒、酱油、白糖、精盐和适量清水，把鱼放入锅内，用文火炖 30 分钟，加入味精即可。具有健肝养肝的食疗功效。

鲤鱼怎么治肝炎

将荸荠、笋尖切成薄片，木耳洗

净。将400克鲤鱼去鳞、鳃、开膛去内脏洗净，再将鱼两面用刀划成刀口；先将精盐撒进刀口处，稍腌，再把干面粉向各刀口撒匀。然后再把整条鱼的两面都沾满面粉。将炒锅置火上，放入植物油，待油烧热，把鱼放入，要用锅铲随时铲锅底，以免粘锅。当鱼身上的刀口张开，鱼尾翘起时可将鱼尾推向锅边，使鱼身稍弯。翻过来再炸，然后把鱼身压平，并把鱼头按进油里，使其炸透。待呈金黄色时，取出，沥去油，放入盘内。原锅留油少许，下入葱、姜、蒜丝，加入醋，同时加入木耳及荸荠片、笋片、清汤、料酒、白糖、酱油，用水淀粉勾成浓汁，快速浇在炸好的鱼上即可。对甲型肝炎患者有一定的食疗功效。

鳝鱼怎么治肝炎

将300克鳝丝洗净，沥水备用。葱、姜、蒜切末。50克绿豆芽择洗干净。20克青椒切成丝备用。将炒锅置火上，烧热后用油滑锅，加油20克，放入少许葱、姜末炒香，倒入鳝丝不断地炒，加酒少许，再加入酱油，烧透盛出。锅内加油烧热，放入葱、姜、蒜末，加入酱油、白糖、料酒，把鳝丝内的汤滗入锅内烧开，用水淀

粉勾芡，放入鳝丝拌匀出锅装盘。将炒锅洗净，加入清水烧开，放入豆芽、青椒丝焯熟，捞出沥干，放入碗内，加入精盐、麻油拌匀，放在鳝丝上面即可。对早期肝炎患者有一定的食疗作用。

带鱼怎么治乙型肝炎

将500克带鱼去头尾、细鳞和内脏，切成5厘米宽、15厘米长的小块，放入大碗内，加入料酒、精盐、胡椒粉、香油调拌均匀，使鱼块渍入调味。将鱼块上沾上干淀粉60克。剩余的干淀粉15克，加水15克调成水淀粉备用。将炒锅置火上，倒入植物油，烧至七成热，下入鱼块，分散入锅炸成金黄色，捞入盘内。倒去锅中余油，留油25克，加入65克水，在旺火上烧沸，倒入牛奶、80克番

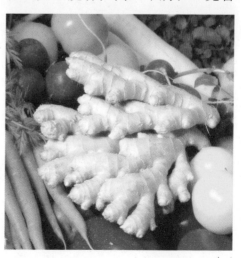

茄酱搅动两下，待汤将近再沸时，放入盐5克，用水淀粉勾芡再烧沸后浇在带鱼上面，撒上熟芝麻末即可。对乙型肝炎患者的调养有一定的功效。

黄鱼怎么治乙型肝炎

将500克黄鱼去鳞、鳃、鳍、内脏，在鱼身两面剞人字形花刀，用精盐、料酒、葱、姜腌10分钟。将30克肥猪肉、30克冬笋、20克香菇均切成丁，青蒜切成段。将炒锅置火上，放油烧至温热，把鱼两面沾上面粉，再涂一层鸡蛋液，放入油内煎成金黄色，盛入盘内，上笼蒸10分钟。将炒锅内留底油，上火烧热，下入肥猪肉丁、冬笋丁、香菇丁、葱、姜、精盐、味精煸炒后，再加少量水，把鱼放入烧

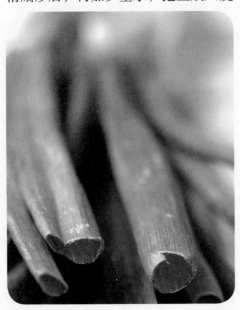

5分钟，收汁后加入青蒜段，淋入香油即可。对乙型肝炎患者有一定的辅助治疗作用。

鸡肉怎么治肝炎

将300克鸡胸肉切成1.5厘米见方的丁，放入碗内，加入蛋清、精盐、水淀粉拌匀上浆。苹果、胡萝卜各100克切丁，放入沸水锅内焯熟，捞出。将炒锅置火上，放入植物油，烧至四成热，下入鸡丁，滑散至断生，捞出沥油。原锅留油少许烧至六成热，倒入胡萝卜丁、苹果丁煸炒，一熟即出锅。原锅留油少许烧热，下入葱花炸香，倒入鸡丁、苹果丁、胡萝卜丁，加入精盐、白糖、料酒及少许水烧开，用水淀粉勾芡，淋入麻油，盛入盘内即可。对早期乙型肝炎患者有一定的食疗作用。

栗子怎么治慢性肝炎

生栗子50克，白菜200克，枸杞子25克，酱油、精制植物油、精盐、砂糖各适量。将栗子切开一个小口，煮至半熟，剥去外壳，切成两半。把白菜洗净，切成3厘米长的段。炒锅上火，放油烧热，放入白菜过油炸黄，再放栗子、枸杞子，加水，再调入

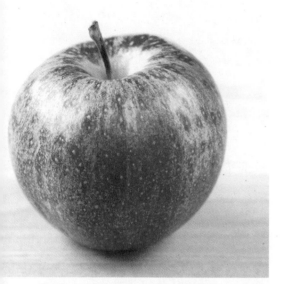

酱油、盐，拌匀，盖好炒锅盖，用小火焖片刻，放入糖拌匀，焖软即成。

茭白怎么治慢性肝炎

茭白 500 克，葱油 30 克，荷兰豆 14 个，草莓 4 个，水发香菇、精盐、黄酒、味精、麻油、鲜汤各适量。将茭白去皮，洗净，切滚刀块，焯水，过凉后捞起。将荷兰豆去边筋，切去两头，焯水，待用。将草莓洗净，每个一切两半。炒锅上火，烧热后加入葱油，放入茭白块、荷兰豆和水发香菇，再加精盐、黄酒、味精、鲜汤，烧至入味，淋上麻油，起锅将茭白整齐地码入盘中，放上香菇，将荷兰豆围在茭白周围成四个角，再将草莓放在角上即成。佐餐食，量随意。

苦瓜怎么治慢性肝炎

苦瓜 300 克，青辣椒 100 克，麻油 10 克，精制植物油、精盐、味精、白糖、葱花、生姜丝各适量。将苦瓜洗净，对切成两半，挖去籽、瓤，斜切成厚片，撒上少许精盐略腌，沥干水。将青辣椒去蒂、籽，洗净，切成细丝。炒锅内放少许油烧热，放入苦瓜煸炒，略煸出水分后盛入盘中。炒锅重上大火，放入麻油烧至六成热，随即下入葱花、生姜丝炝锅，然后下入苦瓜、青椒丝煸炒，最后下入精盐、白糖炒至入味，加入味精，翻炒均匀即成。佐餐食，量随意。

板蓝根怎么治病毒性肝炎

板蓝根 40 克，红枣 20 枚。先将板蓝根洗净，切片后放入纱布袋，扎口，与洗净的红枣，同入砂锅，加水浸泡片刻，中火煨煮 30 分钟，取出药袋，即成。早晚 2 次分服。本食疗方适用于各型病毒性肝炎。

香附怎么治病毒性肝炎

炒香附 15 克，陈皮 10 克，茯苓 30 克，山楂 20 克，红糖 20 克。将陈皮、茯苓洗净后，晒干或烘干，切碎，研成细末，备用。炒香附、山楂洗净，切成片，放入纱布袋中，扎口，放入砂锅，加水浸泡片刻，先用大火煮沸。调入陈皮、茯苓粉末，搅和均匀，改用小火煨煮30分钟，取出药袋，调入红糖，小火煨煮至沸即成。早晚2次分服，代茶，频频饮用。本食疗方对肝脾不调型病毒性肝炎尤为适宜。

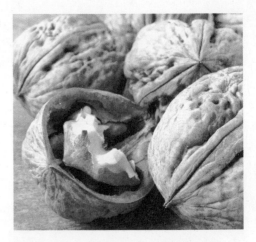

枸杞怎么治病毒性肝炎

枸杞子35克，当归30克，鹌鹑蛋10个。将当归洗净，切片，与拣净的枸杞子、鹌鹑蛋同入砂锅，加水适量，煨煮30分钟，取出鹌鹑蛋，去壳后再回入锅中，小火同煨煲10分钟，即成。早晚2次分服，当日吃完。本食疗方对肝阴不足型病毒性肝炎尤为适宜。

首乌怎么治病毒性肝炎

制何首乌25克，枸杞子20克，猪肝100克。先将制何首乌、枸杞子洗净，放入砂锅，加水浸泡片刻，浓煎2次，每次40分钟，合并2次煎汁，回入砂锅，小火浓缩成50毫升，配以水发木耳、嫩青菜、葱花、蒜片，加适量料酒、酱油、姜末、精盐、味精、香醋、水淀粉，将猪肝（切片）

熘炒成首乌枸杞肝片。佐餐当菜，随意服食，当日吃完。本食疗方对肝阴不足型病毒性肝炎尤为适宜。

桃仁怎么治病毒性肝炎

桃仁120克，鳖甲300克。将桃仁、鳖甲洗净，晒干或烘干，共研成细末，装入密封防潮湿的瓶中，备用。每日2次，每次10克，用蜂蜜温开水送服。本食疗方对气滞血淤型病毒性肝炎尤为适宜。

鸡蛋怎么治急性黄疸型肝炎

黑矾6克、鸡蛋清3克加热，焙干研末。16岁以上成人3克/次，1次/日；病重者5克/次，3次/日。小儿1～5岁1克/次；6～10岁15克/次；11～15岁2克/次，均1次/日。

猪胆怎么治急性黄疸型肝炎

猪胆 2 个取汁，与蜂蜜 100 克、炒熟干面适量制成绿豆大药丸，烘干装瓶。开水送服 10 丸 / 次，3 次 / 日。必要时同服维生素 C 和 B 族维生素。

牛胆怎么治黄疸型肝炎

苦参 96 克、龙胆草 30 克研末，加牛胆 1 个做蜜丸。开水或姜汤送服 6 ~ 9 克 / 次，2 次 / 日。

乌龙茶怎么治脂肪肝

乌龙茶 6 克。先将泽泻加水煮沸

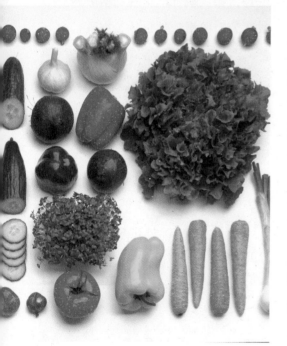

20 分钟，取药汁冲泡乌龙茶，即成。每日 1 剂，当茶频频饮用，一般可冲泡 3 ~ 5 次。本食疗方适用于各型脂肪肝。

荷叶怎么治脂肪肝

鲜荷叶半张，鲜山楂 25 克。将鲜山楂洗净，切碎。鲜荷叶洗净，切成小方块，与切碎的鲜山楂同入锅中，加水适量，浓煎 2 次，每次 15 分钟，合并 2 次煎液即可饮用。代茶，频频饮用，当日饮完。本食疗方适用于各型脂肪肝。

绞股蓝怎么治脂肪肝

绞股蓝 15 克，鲜山楂（干品）30 克。将绞股蓝晒干，切碎。鲜山楂切片，与绞股蓝同入锅中，加水适量，煎煮 30 分钟，去渣取汁。代茶频频饮用，当日饮完。本食疗方适用于各型脂肪肝。

玉米芯怎么治脂肪肝

新鲜玉米芯 500 克。将玉米芯切碎，入锅，加水适量，先用大火煮沸，改用小火煎煮 40 分钟，去渣取汁。早晚 2 次分服。本食疗方适用于各型脂肪肝。

芹菜怎么治脂肪肝

芹菜 300 克，玉米油 30 毫升。将芹菜洗净（保留嫩叶），放入沸水锅中焯 2 分钟，取出切段，装入盘中，加玉米油、精盐、味精、五香粉少许，拌匀即成。佐餐当菜，随量食用。本食疗适用于各型脂肪肝。

豆奶怎么治脂肪肝

黄豆 50 克，花生仁 20 克。将黄豆、花生仁淘洗干净，用冷水浸泡 6 小时，待黄豆、花生仁充分涨发，加清水 500 毫升，放入榨汁机中榨成浆汁，用洁净纱布滤汁去渣，将滤液置锅中煮沸，即可饮用。早晚 2 次分服。本食疗方适用于气虚弱型脂肪肝。

党参怎么治脂肪肝

党参 10 克，茯苓 10 克，白扁豆 20 克，粳米 100 克。将党参、茯苓洗净，切片，与白扁豆同入锅中，加水适量，煎煮 30 分钟，投入淘洗干净的粳米，用小火煮成稠粥。早晚 2 次分服。本食疗方对脾气虚弱型脂肪肝尤为适宜。

冬虫夏草怎么治脂肪肝

冬虫夏草 10 克，香菇 20 克，豆腐 200 克。先将冬虫夏草、香菇用冷水泡发，洗净，香菇切丝，与豆腐同入油锅，熘炒片刻，加精盐、葱花、姜末、味精等调料适量，加清汤少许，用小火烧煮 30 分钟，即成。佐餐当菜，当日吃完。本食疗方对肝肾阴虚型脂肪肝尤为适宜。

葛花怎么治脂肪肝

葛花 15 克，鲜荷叶 60 克（干荷叶 30 克）。先将荷叶切成丝状，与葛花同入锅中，加水适量，煎煮 15 分钟，去渣取汁。早晚 2 次分服。本食疗方对酒精性脂肪肝尤为适宜。

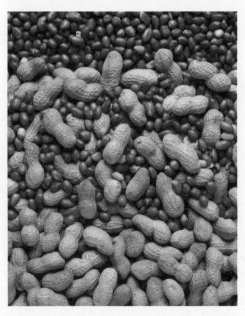

Part3 下篇 肝病的物理疗法

随着科学技术的发展，越来越多的物理疗法被应用于患者的康复保健之中，物理因素的应用，可增强食欲，促进体力的恢复，加速患者的康复。

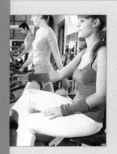
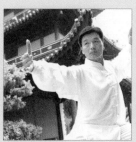
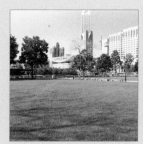
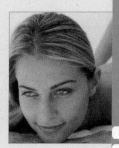
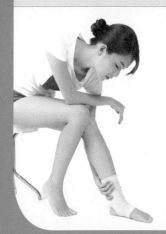

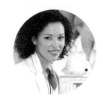

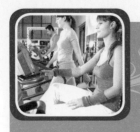

运动疗法

运动疗法，是指利用器械、徒手或患者自身力量，通过某些运动方式，使患者获得全身或局部运动功能、感觉功能恢复的训练方法。

运动功能障碍已经成为康复医学需要解决的常见问题，因此运动疗法已经成为康复治疗的关键治疗手段，属于物理疗法组成部分之一（另一组成部分为物理因子疗法）。运动疗法主要通过"运动"这一机械性的物理因子对患者进行治疗，着重进行躯干、四肢的运动、平衡、感觉等功能的训练，包括：肌力训练、关节功能训练、平衡训练、有氧训练、移乘训练、易化训练、步行训练。实践证明，运动疗法对于肝病的治愈可以起到显著的疗效。下面介绍几种常见肝病的运动疗法以供参考。

脂肪肝的运动疗法

越来越便捷的生活方式，造就了一大批的脂肪肝人群。脂肪肝通过饮食和运动会得到很好的控制，只要你可以坚持下来。今天我们就来说说适宜脂肪肝患者的运动项目都有哪些？该怎样正确运动？

脂肪肝的运动项目应以较长时间、中低强度的有氧运动为主。包括慢跑、中快速步行（115～125步/分钟）、游泳、骑自行车、上下楼梯、做广播体操、踢毽子、打羽毛球、跳舞、跳绳和在室内固定跑台、固定自行车上运动等。

1 运动强度

运动强度堪称运动处方中最关键的因素。合适的运动强度要比日常活动稍强一些，强度目标常用脉搏或心率来衡量。脂肪肝患者运动时心率至少应维持在每分钟 100 次以上，最高心率不得超过 200 减去患者年龄所得的数目。如果需要进行中等强度的运动，可将心率维持在每分钟 110 次以上。

另外，患者还可以结合运动中的自我感觉来选择合适的运动量。运动量的大小以达到微微出汗、呼吸加快、运动后疲劳感于 15 分钟左右消失为宜。锻炼后如果有轻微疲劳感，但体力充沛、精神状态良好、睡眠质量好、胃口佳，说明运动量是合适的。如果患者锻炼后感到十分疲乏、头晕、四肢酸软沉重、周身无力、胃口欠佳、睡眠质量差，甚至第二天早晨还很疲劳，则说明运动量过大，需要及时进行调整。

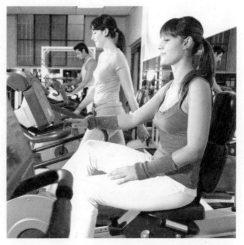

2 运动时间

脂肪肝患者进行有氧运动最少应持续 20 分钟以上。因为运动 20 分钟后，人体才开始由脂肪供应能量。随着运动时间的延长，脂肪氧化供能的比例越大，疗效也就越好。脂肪肝患者最长运动时间应限制在 1 个小时之内。另外注意运动要持之以恒。

每次的总运动时间可以划分为以下三期：

（1）热身期 一般为 5 ~ 8 分钟，老年人要适当延长。应做一些柔

积极防治脂肪肝

脂肪肝已成为现今健康状态、生活方式的"晴雨表"，有效预防与治疗脂肪肝，是一种具有积极意义的自我保健方式。有关专家建议，防治脂肪肝应从祛除病因开始，应减少高热量食物的摄入、戒酒、加强运动。

软性、伸展性和轻度的大肌群活动。

（2）锻炼期 此期的运动量要使心率达到目标心率的范围，一般为 15 ~ 30 分钟，肥胖患者可延长至 45 分钟，老年人可适当缩短。

（3）舒缓期 此期要使身体逐步恢复到运动以前的状态，一般为 5 ~ 8 分钟，可适当地做一些舒缓运动，以防血液在组织中堆积。

3 运动频率

每周 4 次左右较为合适。周末休息 2 天者，一定要抽时间进行锻炼。肥胖患者每周应锻炼 6 次左右。

特别提示：

（1）注意并非所有脂肪肝患者都适宜参加体育运动。因药物、营养不良、酒精、毒物和妊娠等所致的脂肪肝患者，以及营养过剩性脂肪肝伴有脑、心、

肾等合并症者，不宜参加运动，或需在医生指导下进行适量运动。

（2）步行是最适合老年脂肪肝患者的运动方式。起初可每日步行30分钟左右，进而快步行走，并阶段性地增加运动量，将脉搏或心率控制在每分钟125次的中等强度范围以内。另外注意老年患者不宜一个人单独运动，要有家人或熟悉健康状况的运动伙伴陪同。老人还应随身携带健康记录卡及急救药品，以备出现紧急情况时，医生能迅速了解病情，及时用药。

（3）在进行运动锻炼的同时，要适当控制饮食，尤其要少吃糖类食物和脂肪类食物。

乙肝的运动疗法

> 乙肝患者适合采用以下运动疗法，有疏肝解郁之效，实际上是运用了梳筋功，达到保健强身的目的。

（1）放松全身 注意要做到彻底放松，可以想象自己是一副骨架，头顶上有一条绳子吊着头骨。身体可站桩、可卧，总之哪个姿势可以令自己彻底放松，就采取哪个姿势。尽量使自己真正地放松。

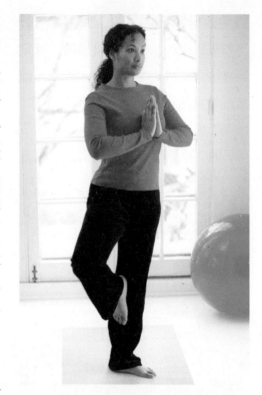

（2）调和呼吸 注意不用刻意地去调整呼吸，因为有时越是调整反而越是混乱。要做到一切顺其自然，只要能做到静心，保持心如止水，呼吸自然就均匀了（必要时候，不妨多给自己一点时间，让自己逐渐平静下来，而不是强迫自己平静，这样才能平伏得自然）。当呼吸平稳了，就可以专心地聆听自己呼吸，这时你就会发现气会随着呼吸而进出的。

（3）当身心都变得平静之后 可以进行这个梳筋功法了，可以想象有一把巨大的梳子从头梳到脚，如此反复数次便会发现，全身气脉变得舒畅。

然后想象用这把梳子重点反复梳理肝部，每梳一次，便可以想象肝部被梳理成了面条状。

你真的按上述步骤做的话，你就会发现会收到一定的功效。另外，在梳理过程中，意念要轻，不能为了达到治病的目的而太过勉强，不意而意才是正法。

名家诊答

非酒精性脂肪肝患者运动宜知

非酒精性脂肪肝患者往往伴有糖尿病、糖耐量降低、高血脂等，大家都知道运动疗法可帮助脂肪肝患者减轻体重、降低血脂、改善胰岛素抵抗、控制血糖、预防发生心脑血管疾病，但是有些事项如果不及时引起注意，就可能会带来一些不必要的麻烦，总结如下几点希望读者能从中受益：

1. 注意减肥速度不可过快，每周体重下降不应超过1.2千克。如减肥速度过快，反而会加重病情。

2. 肥胖度70%以上的肥胖患者可以先给予药物减肥治疗，待体重减轻至肥胖度50%以下时再开始进行体育锻炼。

3. 以无氧代谢为特征的静力运动以及局部锻炼减肥效果明显不及有氧运动：如短跑、举重、篮球、足球等，虽然也增加机体能量的消耗但却增加了糖酵解，肌糖原消耗和乳酸生成增多，结果血糖降解增加，游离脂肪酸的消耗受阻，且容易导致食欲亢进。

4. 并发糖尿病的患者，一般建议运动时间控制在餐后30～60分钟为宜，不要在早晨空腹时或餐后立即开始运动。空腹运动易诱发低血糖，Ⅰ型糖尿病患者早晨空腹胰岛素水平较低，运动时常不伴有葡萄糖利用的增加，相反肝糖原输出显著增加，血糖升高，可能导致病情加重，甚至诱发酮症或酮症酸中毒，餐后立即运动的话容易影响消化吸收。

5. 严重的胰岛素依赖型糖尿病患者，运动可加重脂肪分解，诱发酮酸症。

6. 糖尿病肾病患者运动可加重蛋白尿。

7. 出现糖尿病眼底病变时，运动可加重眼底出血。

8. 注意在胰岛素作用最强的时刻，例如上午11点左右不宜进行体育锻炼。如果进行体育锻炼，必须掌握好临时加餐的方法，以防止出现低血糖反应。另外在注射胰岛素后吃饭以前也不宜进行体育活动，以免发生低血糖。

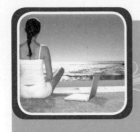

气功疗法

气功可以提高人体的免疫力，增强体质，增强气功锻炼，可使机体内部调节功能加强，从而得以用自身的力量杀灭肝炎病毒，恢复健康。

通过练习气功能够有效治疗肝炎，其作用机制是多方面的。人都有七情六欲，在外界不同的刺激下，会产生各种不同的反应，这属于正常现象。情绪低落时，人体的免疫力就下降，自然地就容易得病，而暴怒会使人变得情绪不稳定，使肾上腺素分泌异常而损害机体的主要器官之一——肝脏，从而导致疾病缠身，甚至病情加重。总体上讲，练习气功可以提高人体的免疫力，增强体质，增强气功锻炼，有助于加强机体内部调节功能，用自身的力量杀灭肝炎病毒，对机体、肝脏

都起到保护作用，同时锻炼气功可以增强机体各个系统的功能，也可有效消除肝炎患者的临床症状。

肝病的气功疗法

气功适用于慢性肝炎相对静止期和肝炎恢复期、后遗症期，患者可根据自己的体力，每日做1～3次，每次15～20分钟。乙肝表面抗原携带者或丙肝病毒长期携带者，通过锻炼气功，可以加强机体内部调节功能，已有转阴和低度下降的实例。气功基本理论是：排除杂念，调心调息，扶正祛邪。具体做法是：默念"安静""放松""意守丹田"等词句，放松全身肌肉，运用意守法，一般为意守丹田，把全部的注意力集中在丹田，调整呼吸，自觉吸入的空气由胸经腹，绕过肚脐后再由腹至胸，从口鼻呼出。如此周而复始地吐纳，排除杂念，

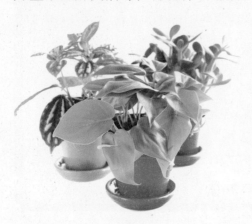

使脑皮质得以休息，并锻炼了自控能力，又可以加大膈肌往复活动，起通畅血液循环、按摩胸腹内脏的作用，达到调和气血、祛除病邪的功效。患者可以仰卧、静息、放松、自然呼吸或取左侧卧位，腹式呼吸。

另外，练习时呼吸不能太深，否则容易引起头晕和肝区疼痛。练功时宜注意如下几点：

1 姿势准确

不管端坐、分腿站立、平卧或侧卧，都必须重心稳，肌肉松，感觉自然、舒服，才能很快入静。对肝病患者和体质衰弱者，卧式最舒服，常先从卧式开始。

2 呼吸自然

练功时呼吸要自然、平稳、柔和，逐渐变为深长、悠缓、细匀的平静呼吸。切勿急于求成，追求做几次就能达到目标。

3 目的入静

只有感觉自然，心平气和，注意循序渐进，才能达到排除杂念而至入静。因此必须排除急躁心理、纷乱意念和精神紧张等干扰因素，要做到在纷杂情绪中很快入静。

4 持之以恒

肝病的康复决非一日之功，要相信只有坚持下去，才能恢复健康，只有通过辛勤练功才有可能早日康复。

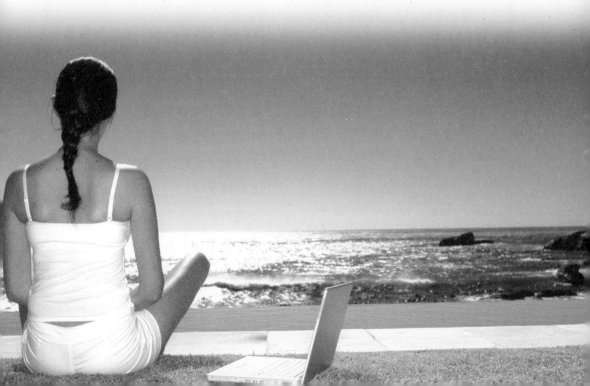

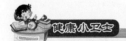健康小卫士

护肝行动

1. 均衡食物

平时应多吃富含蛋白质与维生素的食物，每天一个鸡蛋，一杯牛奶，二两精瘦肉，三种蔬菜，两种水果。这些食物对延缓肝脏组织的老化，加速肝细胞的修复、更新与增强解毒能力大有裨益。

2. 规律三餐

如果进餐的时间间隔太久，会使胆汁停滞在胆囊内，容易导致胆结石或肝、胆的炎症。身体里的蛋白质一旦不足，需要消耗的话就只得动用肝脏里有限的蛋白质了。另外夜间肝脏活动减弱，如果临睡前吃得太多对肝脏也是有害的。

3. 喝白开水

注意白开水要保持新鲜。每天喝3～4次，每次一杯。白开水可增强肝细胞活力，增加循环血量，有利于代谢废物的排除，从而收到护肝之效。

4. 适度运动

适度运动既可以削减超标体重，防止肥胖，消除过多脂肪对肝脏的危害，又能促进气体交换，加快血液循环，保证肝脏得到更多的氧气与养料。至于锻炼项目，当以散步、慢跑、体操、骑车、游泳等比较温和的运动为宜。

5. 春季护肝

春季肝气旺盛，所以容易出现脾胃虚弱病症，多吃酸味食物的话，会使肝功能偏亢。所以饮食调养要保持均衡，食物中的碳水化合物、蛋白质、维生素、脂肪、矿物质等保持相应的比例。同时还要保持五味不偏，尽量少吃酸、辣食品。饮食应清淡可口，忌生冷、油腻及刺激性食物。

6. 稳定情绪

祖国医学云："忧伤脾，怒伤肝。"人在情绪剧烈波动时，体内荷尔蒙分泌失去平衡，导致血液循环障碍，影响肝的血液供应，使肝细胞因缺血而死亡。所以平时应保持情绪稳定。

7. 接种疫苗

防范肝炎病毒侵袭，除了注意饮食卫生之外，最有效的手段是去接种甲、乙肝炎疫苗。隔3年去测抗体水平和乙肝感染指标。然后根据具体情况考虑是不是需要加强免疫。

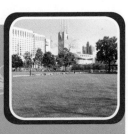

太极拳疗法

太极拳是中华武术宝库中的一朵奇葩，它历史悠久，源远流长，是独具民族特色，能够健身防身、治病延年和陶冶情操的体育项目，倍受广大群众的喜爱。

太极拳简介

自明末清初河南陈王迁创编陈式太极拳起，到以后的杨式、孙式、吴式等太极拳，经过数百年来的不断实践和完善，现代太极拳已形成了非常完整的科学体系。

1 鲜明的科学性

太极拳既有单人演练的太极拳套路，又有双人对练的太极推手及散打等，另外还有使用各种器械（刀、枪、剑、棍等）的太极拳套路。适应范围广泛，男女老幼皆宜。太极拳以其内家拳的特点，汲取了我国古代的吐纳、导引和祖国医学以及美学、力学等多种科学原理，构成了较为复杂、严谨而符合人体生理规律的功理、功法，使人久学不厌，久练不倦。

2 优美的观赏性

太极拳具有动作舒展大方、轻灵稳健、圆活饱满、潇洒流畅的风格特点，演练起来犹如流水一般，滔滔不绝，能使练者陶醉，观者入神，具有良好的观赏性。

3 明确的技击性

太极拳的一招一式都有明确的攻防含义，因而它具有健身和防身的双重作用。如太极推手便具有一定的对抗性。它的"以柔克刚""以静

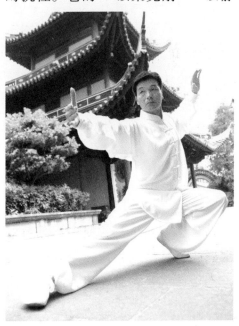

103

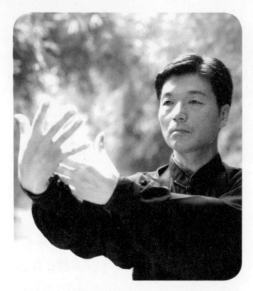

制动""借力发力""沾连粘随，不丢不顶"等各种技击方法，有"以小力胜大力""四两拨千斤""以弱胜强"之功，能起到很好的健身作用。

4 显著的健身性

太极拳特别讲究"用意"。要求做到心平气和，注意力高度集中，全身各部位有节奏地协调运动，可提高免疫力，增强中枢神经系统的机能，提高免疫力，对健忘、失眠、脑萎缩、老年性痴呆、脂肪肝等有防治作用。又由于太极拳注重"阴阳""虚实"的变化和有节律地深长、细匀呼吸，对呼吸系统、消化系统、心血管疾病和全身的肌肉、关节，都能产生良性刺激，因而对这些部位的慢性疾病也能起到预防和治疗作用。

肝病的太极拳疗法

> 肝病患者适合练24式简化太极拳。

注意肝病患者在练太极拳时一定要在练"形"的过程中不断纠正错误的身法，"僵"劲去掉之后，在分清虚实的基础上，要放松手、肘、肩、脊、腰、胯、膝的诸多关节，重点在于腰松和胯松，这是关键所在。只有松腰落胯下盘才可能放松下来；只有放松才能得到沉；只有做到松沉，劲才能往下走；在放松的过程中要先做到虚松实不松，最后全身彻底放松。松是指放松腿的关节和肌肉，在松沉的基础上只有劲往下走，下盘才可以完成螺旋劲的运动，全身以腰为轴心的缠丝内劲才能充分地练出来。架子由高到低自然形成，这时患者会感到有比较强烈的气感。所以松沉、虚实、重心的掌握是练习太极拳的重要环节，另外太极拳所要求的其他身法也要认真做到。

爱心提醒

脂肪肝可严重危害人体健康，因此现在到了为捍卫健康紧急行动起来的时候了。而且，远离脂肪肝完全是可能的，前提是你要懂得运用正确的方法。

值得庆幸的是，早期脂肪肝还属于一种可逆性的病变。事实上，肝脏中本来就不应该滞留过多的脂肪，只要早期施以强有力的干预，并且做到持之以恒，就完全有可能消除多余的脂肪，还肝脏一片净土。这其中寻找并祛除致病因素才是治疗脂肪肝的关键所在。比如说：酒精性脂肪肝则关键在于坚决戒酒；对于肥胖性脂肪肝重在有效控制体重；糖尿病性脂肪肝则在于积极治疗糖尿病；营养失调性脂肪肝在于合理调配营养物质的供给；同时别忘记要避免应用那些对于肝脏有毒性的药物，尤其不要贸然服用偏方，以发生危险。大多数患有脂肪肝的朋友在消除病因后都能出现不同程度的好转，只不过缓解的速度和原本的病情有一定的关系。

最后，别忘了定期到专业医疗机构检查一下肝脏的健康状况，肝脏B超不仅简单易行，而且安全可靠，它对于诊断和动态观察脂肪肝的变化有着非常重要的参考价值。

健康宝典

坚持运动是颠扑不破的真理

生命在于运动，这句科学健身名言虽已重复了千百遍，但其朴素的字句中却蕴含着颠扑不破的真理。对于肥胖性、营养过剩性、糖尿病性脂肪肝的人而言，运动治疗是不让肝脏"胖"起来的绝佳手段。可选择慢跑、游泳、跳绳等有氧运动，运动量应控制在最大运动强度的50%左右，即成年人运动时心率达到100次/分以上，最高心率不超过"200－年龄"的目标。运动时间和频度可根据每个人的实际情况作出相应调整。一般每次运动可持续10～30分钟，每周不少于3次。而且，运动贵在坚持，三天打鱼两天晒网只能事倍功半。

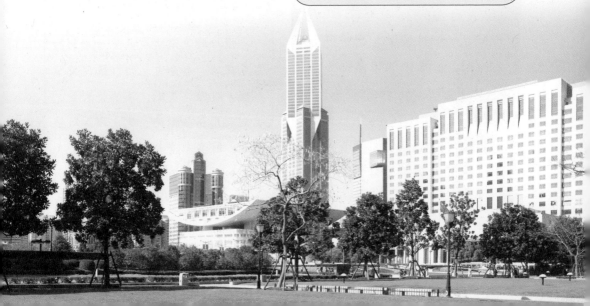

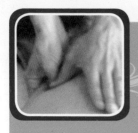

按摩疗法

按摩可以使患者肌肉放松、皮肤毛细血管扩张，促进新陈代谢，提高肌肉耐力，促进消化道蠕动以增加食欲，提高免疫能力。

按摩是一种适用范围非常广泛的民间物理疗法。具体可分为正骨按摩、伤科按摩、点穴按摩、经络按摩、脏腑按摩、保健按摩、急救按摩、小儿按摩等。

通过按摩可以使局部血管扩张，增加血液和淋巴液等循环，以此改善局部组织的营养状态，促进新陈代谢及病理渗出物或滞留体液的吸收；另外按摩还可以诱导深部组织的血液流向体表，或使一部分血液淤滞于局部，或使深部组织充血，以减低体内或其

他部位的充血现象，促进病理产生物的消散；另外按摩还能调节肌肉功能，增强肌肉的张力、弹性和耐久性，缓解病理紧张，促进有毒代谢产物的排出；最后，按摩还能影响神经机能，使其兴奋或镇静，或解除疲劳，从而达到治病的目的。可以说，一次全身的按摩，相当于为患者做一次不消耗体力的被动运动。经常按摩有利于肝病患者早日康复。下面介绍几种常见肝病的按摩疗法以供参考。

慢性肝炎的按摩疗法

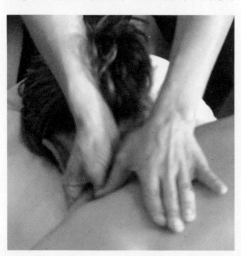

慢性肝炎患者会产生一系列的临床症状，如全身乏力、肌肉关节疼痛、腹胀、失眠、不思饮食等，长期采用药物治疗，又会增加肝脏负担。肝炎患者如果缺乏锻炼，又吃高糖、高蛋白饮食，很容易造成脂肪堆积，病情加重，甚至可能发

展成脂肪肝。那么，怎样才能既消除慢性肝炎患者的临床症状，提高药物治疗效果，又能不增加肝脏负担，不消耗患者的体力呢？不妨试试选用按摩手法，不失为治疗慢性肝炎的一条新途径。

腹胀患者可取中脘、膻中、天枢穴，沿顺时针方向，以中等程度的手法，按摩 20 分钟左右，再取大肠俞、肾俞、足三里等穴位，用点、按、重揉手法，按摩 15 分钟左右；失眠患者可选用太阳、头维、百会、上星等穴位，采取点、按、揉等手法，按摩 20 分钟左右；肝区不适及疼痛者，取肝俞、胆俞、中脘及章门等穴位，采用轻揉慢按手法按摩。全身症状较多的患者，可用综合手法进行 50 分钟左右的全身推拿按摩。一般每日或隔日按摩一次，15 次为一疗程，经过一个疗程的治疗，患者的症状就会有明显改善；3 ~ 4 个疗程之后，症状大多消失，肝功能可恢复或接近正常。

肝纤维化的按摩疗法

主要按摩两侧胸部。操作时右手抬起，肘关节屈曲，手掌尽量上提，以手掌根部着力于腋下，由上而下地推擦，注意用力要稳，力度应由轻渐重，推进速度宜缓慢均匀，动作要有一定的节奏，反复推擦数十次，以患者感觉温热舒适为宜。

本手法可起到散结消肿、疏肝理气的作用。

肝肿大的按摩疗法

1 按压足三里穴

以拇指或食指端部按压双侧足三里穴。指端附着皮肤不动，由轻渐重，连续均匀地用力按压。此法能舒肝理气，通经止痛，强身定神。

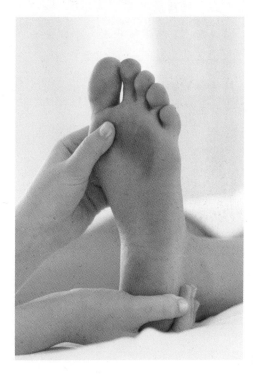

2 揉肝炎穴

下肢膝关节屈曲外展，拇指伸直，其余四指紧握踝部助力，拇指指腹于内踝上2寸之"肝炎穴"处进行圆形揉动。此法可疏经络，补虚泻实，行气止痛。

肝硬化的按摩疗法

肝硬化一般由一种或多种致病因素反复或长期损害肝脏所致，是一种常见的影响全身的慢性疾病。常见的临床症状有全身无力、食欲减退、消化不良、恶心、呕吐、体重减轻、头痛、失眠、腹痛、下肢浮肿、肝脾肿大等。另外还可有毛发脱落、上消化道出血、齿龈出血、鼻出血、紫癜、男性阳痿、女性月经失调等临床表现。

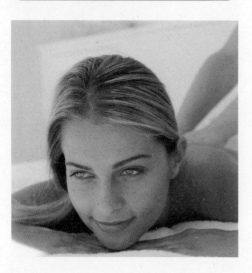

肝硬化属中医学"黄疸"的范畴，应以药物等综合治疗为主。按摩配合使用保肝护肝药物，可有效地改善临床症状。对于确诊为代偿期肝硬化的患者，要保证生活规律，穿着适宜，适当保暖。可参加一般轻度体力劳动，但要注意劳逸结合，避免中、重度体力劳动；对于失代偿期肝硬化患者，病情较重的话则需要休息，有并发症者须绝对卧床及住院治疗。恢复期患者可根据自身情况，适当进行保健按摩。

按摩选穴：

经穴和经外奇穴：少府、外关、腕骨、中泉、支沟、二白等。

反射区：肺、肝、胃、胆、十二指肠、胸椎、肾、输尿管、膀胱、腹腔神经丛、甲状旁腺等。

反应点：三焦点、偏头点、胸痛点、肝点等。

全息穴：肝胆穴。

按摩方法：点按肝胆穴、肝点、肝、胆、胸椎、少府、二白各300次，其余各穴按揉或推按50～100次。每天按摩1次，3个月为1个疗程。由于肝硬化属于病程较长的慢性病症，所以应该长期坚持按摩，不宜间断。如果患者的全身症状比较严重，可做全手按摩，同时着重加按上述穴位。

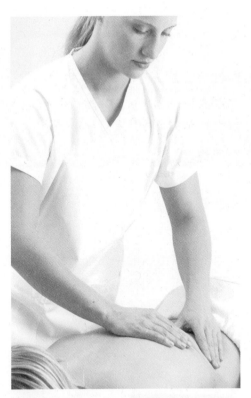

肪不宜摄入过多。如果肝功能显著减退，则应该严格限制蛋白质的摄入量。另外还应摄入丰富的维生素，B族维生素有保护肝功能预防脂肪肝的作用；维生素C有促进代谢和解毒的作用；维生素E具有抗肝坏死的作用。肝硬化患者还忌食坚硬、油腻及生冷食物，出现过敏反应者，忌食发物如虾、蟹等。同时要注意休息，减少体力劳动，避免过度劳累。

需要注意的是，按摩仅仅是一个辅助方法，绝对不能因此忽视药物治疗。

另外，肝硬化患者还应该注意保持营养均衡。平时要注意摄取脂肪、蛋白质、淀粉这三种营养素，动物脂

酒精性肝硬化的按摩疗法

> 酒精性肝硬化患者可自上而下地按摩胸部，注意作用力应轻重交替，一般开始时轻，中间时重，结束时轻，如此反复按摩30次左右。

本手法具有畅通血脉，清心宁神的功用，另外还能加速酒精在肝脏内的代谢分解。

健康宝典

有益于肝病患者的按摩手法

患者仰卧，两手十指略微分开，形如梳状，从胸正中向两肋侧，分别顺肋骨走向梳理，要求双手对称，着力和缓。本法可帮助肝病患者缓解胸中郁闷，有疏通经络、宽胸顺气的作用。注意操作时应避免搓、擦等损伤皮肤表面的动作。女性患者不宜用此手法。

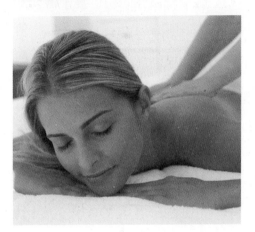

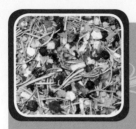

发泡疗法

中药发泡疗法是用对皮肤有刺激性的药物贴于穴位或患部，使局部充血起泡，从而达到治疗效果的一种方法。

发泡疗法简介

1 物品准备

药物（根据需要事先将新鲜的威灵仙或毛莨等中草药切碎、捣拦，捏成直径约1厘米的药饼）、治疗盘、胶布、纱布、绷带、塑料纸、75%酒精棉球、5毫升注射器一副、消毒瓶盖一个（高2厘米，直径约3厘米）。

2 操作方法

（1）患者摆好体位，暴露发泡部位。

（2）将制好的药饼敷于需要的部位，如哮喘敷于天突或膻中穴；痹证敷于关节肿胀处；急性黄疸敷于内关穴等。

（3）盖上纱布、塑料纸，再以胶布固定。

（4）敷4小时左右后，患者皮肤潮红，出现局部灼痛、蚁走感，即可将药饼取下，上扣消毒瓶盖，并以绷带固定。

（5）8～12小时后，皮肤逐渐起泡，待水泡内液体充盈、胀满时，经常规消毒，用针头刺破水泡底部，然后抽出液体。

（6）再以酒精棉球消毒针眼，盖上消毒纱布，用绷带或胶布固定。

3 护理措施

（1）向患者解释发泡疗法的作用及发泡过程，以便取得患者配合。

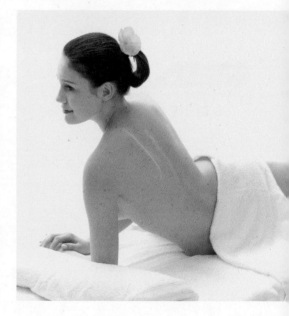

（2）发泡前应将局部清洗干净，或要求患者洗澡。

（3）敷药后应密切观察局部反应，如患者有烧灼感，疼痛较重，皮肤反应较大，可提前取下药饼。

（4）发泡过程应注意保护水泡，避免碰破，抽吸泡液时应注意无菌操作，防止感染。抽吸后用无菌敷料覆盖固定，隔日更换一次敷料，待局部干燥愈合即可。

（5）局部皮肤出现病变者，不应在病变部位发泡。

4 注意事项

（1）使用本疗法前，首先要明确病情，按需要选择合适的发泡药物，然后按照规则进行操作。

（2）由于发泡的药物多有刺激性和腐蚀性，有些还具有较大的毒性。所以发泡药物禁止口服和乱敷。药物

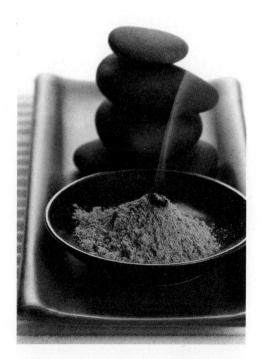

敷用后应立即包扎好，以免药物滑脱或外溢。

（3）发泡后，可以将水泡挑破，也可以选择不挑破。但要注意局部清洁，用消毒纱布包扎，预防出现感染。如水泡不小心擦破则可用龙胆紫药水涂搽。

（4）如病情需要在原发泡处进行第二个疗程时，必须待发泡处皮肤愈合后再进行治疗，不可操之过急。

（5）发泡部位通常情况下不会感染，愈合后不留疤痕。如发泡处感染，可外敷或外涂消炎药物。

（6）在治疗一些急性或烈性传染病(如白喉)时,应配合应用抗菌素、抗毒素或其他药物进行治疗。

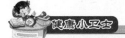

病毒性肝炎须知

　　病毒性肝炎的症状大致有厌食、疲劳、腹泻、黄疸、发热及呕吐等。当胃口不佳时不要强迫进食，可以点滴方式注射水分、氨基酸、葡萄糖、维生素、矿物质等，待症状缓解后，再摄取高蛋白质的饮食。

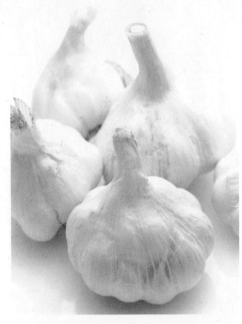

（7）由于发泡药物不可随意使用，故除本疗法的适应证外，其他疾病一般不宜使用。

病毒性肝炎的发泡疗法

1 疗法一

发泡药物：紫皮大蒜3～5枚，黄芥干粉2克，益肝散适量（青黛4份，甜甘蒂2份，冰片1克，茵陈末0.5克）。

治疗方法：将上述药物共捣如泥，放玻璃皿内，倒扣于上臂三角肌上端皮肤上，再用绷带固定，一昼夜之后取下，皮肤上出现水泡。常规消毒后，将水泡中液体用消毒注射器吸出，涂1%的龙胆紫药水，加盖消毒

纱布固定。一般4天左右愈合。2～3周治疗1次，3次为一个疗程。左右臂交替敷贴，一般不超过2个疗程。每次应稍微偏离上次治疗时留下的疤痕，一般应治疗3次。未满3次而肝功能恢复正常者，应及时停止治疗。

具体功用：治病毒性肝炎。

2 疗法二

发泡药物：新鲜毛茛30克。

治疗方法：将毛茛洗净，加食盐2克，捣烂成泥状，敷于脐下或臂部。约10小时后，局部起泡，去药，用生理盐水将局部洗净，再用消毒针头将泡轻轻挑破后，包上消毒纱布。

具体功用：治病毒性肝炎。

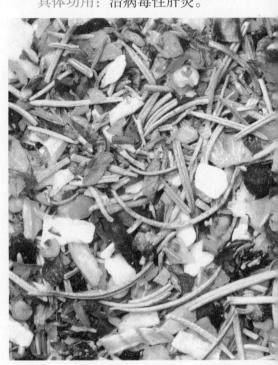

乙型肝炎的发泡疗法

发泡药物：口服中药配合外贴青矾麝香粉（青黛、明矾、麝香研末，独头蒜捣烂，共调匀装入酒杯内）治疗乙型肝炎。

治疗方法：按男左女右的顺序把酒杯扣在臂穴上并固定。一昼夜后局部起泡流水，24 小时后取掉酒杯，刺破水泡，刮净淡黄水后包扎，换纱布 1 次，1 周后创面愈合。1 个月治疗 1 次，3 个月为 1 疗程，中药隔日 1 剂，水煎服。有一定的疗效。

具体功用：治乙型肝炎。

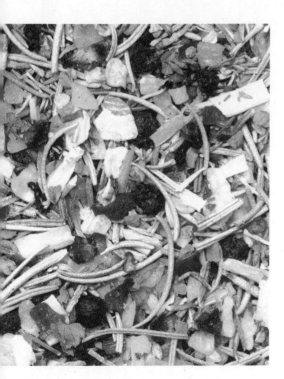

黄疸型肝炎的发泡疗法

居住在我国中南和西南接壤之地崇山峻岭中的土家族医生们，也擅长用发泡疗法给人治病。那么，他们是如何为人发泡治病的呢?

土家族医生们常用大蒜、毛茛、野棉花、剑麻等药为患者发泡。多是将一种或几种药捣烂后，外敷在不同的穴位上，然后用胶布固定，时间由半小时至 12 小时不等。待患者感到局部灼热刺痛后，便可除去药物。此时敷药处会起 1 个或几个大小不等的水泡，注意发泡处不能接触冷水也不能摩擦。一般不将其刺破。治疗时多根据病情来选择合适的穴位，如黄疸型肝炎，敷内关穴；肚胀气痛，敷足三里；咳喘，则敷天突穴或丰隆穴；腰痛者则在两侧肾俞上敷药发泡等。

土家族医生多采用发泡疗法治疗黄疸型肝炎、气痛、腰痛、骨节痛、咳喘等。对治疗黄疸型肝炎的效果，尤其令人满意。虽然目前对发泡疗法的作用机理不是十分清楚，但土家族医生认为在穴位处发泡，可使药力透入穴位后，入经脉而直达病所，收到促使毒气排出之效。

113

专家提醒

"电脑族"养生应重视养肝

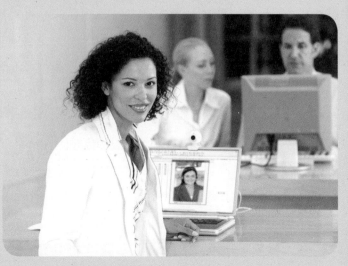

　　"电脑族"常常会出现眼睛干涩，浑身疲倦，视物不清，情绪不稳定等症状。这是由什么原因造成的呢？

　　祖国医学认为："目受血而能视，足受血而能步，皮受血而能润，骨受血而能固。"如果由于某种原因使血液循环发生了障碍，肢体得不到足够的血液，便会变得麻木，四肢得不到足够的血液，就会手足不温；皮肤得不到足够的血液，就会容易干枯。由此可见血对人体所具有的重要意义。

　　中医学指出"久视伤肝，久坐伤骨"，经常看电脑、读书的人就具备了久视和久坐这两个条件。"肝藏血，主情志的疏泄"，肝就像人体的一个血库，如果伤及肝脏，则血库里的血就不够充足，相继就会出现眼睛干涩、酸痛、近视、流眼泪、小腿抽筋、腰膝酸软、手指不灵活、皮肤出现斑点、情绪不稳定等一系列症状，女性还会出现月经不调。

　　中医认为"胆有多清，脑有多清。"而"电脑族"往往凌晨时才睡，所以头脑不清醒，也会影响工作质量，长此以往，将会出现头昏、头痛的现象，尤其是太阳穴及头两侧会非常疼痛。　中医认为"肝在面色表现为青色。""肝是人体最大的解毒器官。""人卧则血归于肝。"而23点至凌晨3点是人体的胆和肝脏最活跃的阶段，此时，也是肝发挥其解毒功能的最佳阶段。肝胆在睡眠状态下将血液进行解毒后输送到人体，而"电脑族"经常熬夜，这样血液不能归于肝胆，就没有经过解毒而重新输送到全身，使毒素回流。因此，"电脑族"平时一定要注意肝脏的调养以促进身体健康。

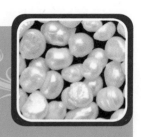

塞鼻疗法

祖国医学的塞鼻疗法，是将药物塞入鼻中以治疗多种疾病的一种方法。

塞鼻疗法简介

《黄帝内经》有"肺主鼻"之说，塞鼻腔中的药，其气首先下传于肺，后由肺脏宣发布散于全身而达到治疗作用。此疗法治病简单方便，疗效显著。

采用塞鼻疗法时应先用棉签蘸茶水或生理盐水清洁鼻孔，然后根据具体情况选用以下塞鼻方法：

（1）鲜药塞鼻法　可取新鲜植物药塞鼻，将鲜草、鲜叶揉搓为丸，塞入鼻腔。将根茎或果实类药物捣制为丸，或以刀削如枣核大小塞入鼻孔，也可用纱布包药塞入鼻孔。

（2）膏剂塞鼻法　将药物研为细末，文火熬膏。使用时以消毒棉球或纱布裹药如枣核大小，塞入鼻孔。也可熬成硬膏，搓成小药条后塞入鼻孔。

（3）散剂塞鼻法　将药物研成细末，使用时将棉球浸湿后蘸药末少许，或取消毒纱布包裹药末塞入鼻孔。

（4）药液塞鼻法　将所用药物煎取药汁，或以酒浸取液，用棉球蘸药液后塞入鼻孔。

病毒性肝炎的塞鼻疗法

1 疗法一

塞鼻药物：皂荚、苦丁香各360克，珍珠（如黄豆大）6粒，豆腐块

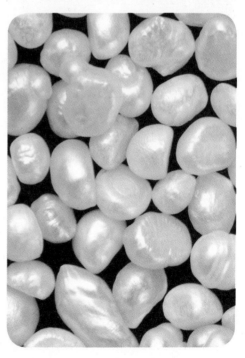

适量。

治疗方法：将珍珠装入豆腐块内，用水煮 3 ~ 4 沸取出，抛去豆腐，将苦丁香放于砂锅内炒黄，加入珍珠，研为细末，皂荚另研细末。同时须根据患者的身体情况用药。如果患者身体强壮，则将珍珠、丁香面与皂荚面各等分调匀；如果患者身体虚弱，则酌减皂荚末。每次用量为如西瓜子一般大小的 1 块，分作 2 份，各填鼻孔吸入。每隔 3 日 1 次，经治疗有望逐渐痊愈。

具体功用：用于治疗病毒性肝炎黄疸，眼睛、指甲、小便俱呈黄色，胸部胀满，不欲饮食。

2 疗法二

塞鼻药物：丁香49粒，瓜蒂49个。

治疗方法：上药用干锅子烧烟尽为度，细研作末，取如大豆许，纳鼻中，令患者深吸，取鼻中黄水出。

具体功用：用于治疗病毒性肝炎黄疸，目黄，遍身如金色，微肿，汗如黄柏汁，五疸。

3 疗法三

塞鼻药物：生秫米、瓜蒂、丁香各 14 枚，赤小豆 7 枚。

治疗方法：上述药物捣筛。重者取如大豆2枚，各取1枚塞入鼻孔中。痛缩鼻，须臾鼻中沥清黄水，病轻者如小豆1枚则可。经治疗可逐渐痊愈。

具体功用：用于治疗病毒性肝炎黄疸。

4 疗法四

塞鼻药物：苦葫芦瓢、童便各适量。

治疗方法：取苦葫芦瓢如黑枣大，在童便中浸半日，取苦葫芦瓢塞入鼻中，令患者深吸气，黄水自出。

具体功用：用于治疗病毒性肝炎黄疸，眼睛皮肤如金色。

健★康★早★知★道

塞鼻疗法注意事项

1.要掌握好塞鼻深度，过深容易引起打喷嚏、影响药效，且药物容易滑入鼻腔深部、误入气道。

2.塞鼻药物的刺激性一般较强，须用纱布包裹，以减少刺激。

3.用于治疗头痛、牙痛、眼病等疾患时，一般左侧患病塞右侧鼻孔，右侧患病塞左侧鼻孔。

4.塞鼻药物须辨证应用，热证当用凉性塞鼻剂，寒证当用热性塞鼻剂。

5.儿童不宜应用本疗法，以免引起不测。

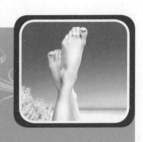

针灸疗法

针灸疗法源于中医。它通过针刺、灸、按摩、激光、电刺激等方式刺激机体的穴位，从而促进机体的"气"在经络中循环、流动。

传统的中医针灸疗法在诊治疾病时尚须在阴阳、五行、针灸经络、辨证论治等中医理论指导下进行。下面介绍几种常见肝病的针灸疗法。

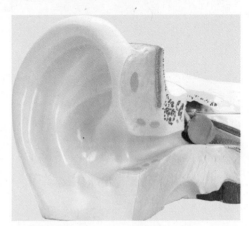

病毒性肝炎的针灸疗法

1 耳针疗法

针灸取穴：

（1）常用穴：肝、脾、肾、三焦、肝炎点。

（2）备用穴：胃纳不佳加胃，便秘腹胀加大肠，失眠多梦加神门、皮质下，口干口苦加胰胆、腹。

治疗方法：每次取常用穴 3～4 次，根据病情酌配备用穴。找到耳穴敏感点后，用掀钉式皮内针埋入，然后用胶布固定。或用磁珠压丸法，方法是以小型磁珠，置在 0.7 厘米见方的胶布上，贴在敏感点处。每日令患者自行按压耳穴 3～4 次，每次治疗 4 分钟左右。每周埋针或压丸 2 次，7～10 次为 1 疗程。2 个疗程间隔 5～7 天。

2 脊背针疗法

针灸取穴：

（1）主穴：胸 6 穴（第 6 胸椎棘突上缘）。

（2）配穴：胸 8 穴（第 8 胸椎棘突上缘）、胸 12 穴（第 12 胸椎棘突上缘）。

治疗方法：患者取端坐位，两

117

健康宝典

针灸疗法注意事项

1.进行针灸治疗时应对患者说明治疗特点和注射后的正常反应，如注射后局部可能出现酸胀感，4～8小时内局部会出现轻度不适，有时不适感持续时间较长，但一般不会超过1天。

2.应该严格遵守无菌操作，防止感染，最好每注射一个穴位就换一个针头。使用前应注意药物的有效期，并注意药物有无沉淀变质等情况。

3.注意药物的剂量、配伍、禁忌、不良反应以及过敏反应等问题，凡会引起过敏反应的药物，均应先作皮试，阳性者不可应用，应慎重使用不良反应较大的药物。

4.一般药液不宜注入血管、关节腔、髓腔内，以防引起关节红肿热痛等不良反应；误入骨髓腔，则有损伤骨髓的可能。

5.胸腹部穴位注射不宜过深，以免伤及内脏。主要神经干经过的部位作穴位注射时要注意避开神经干，确保其不受损害。

6.年老体弱者，注射部位不宜过多，用药量可酌情减少，以免出现晕针。孕妇的腰骶部、下腹部及合谷、三阴交等穴，一般不宜作穴位注射，以免引起流产。

臂交叉于胸前，头部尽量前倾，两肩下垂，使背部皮肤紧张。医者对准穴位，右手持针，针尖向下，与皮肤呈30°～40°角，快速刺入皮肤，顺脊柱向下沿皮下刺入1.5～2寸。

注意事项

（1）脊背针具较粗、刺激较强，针刺前应让患者做好充分的思想准备，防止出现晕针和意外事故。

（2）体位要舒适，可采取坐位或卧位进行针刺。坐位时可采取低头、垂肩、腰背挺直的姿势。

（3）进针后应沿皮下透刺，切不可直刺，以免深入内脏和脊髓。

（4）妊娠期及有严重出血倾向者，不宜采用脊背针疗法。

3 体针疗法

疗法一

针灸取穴：阳陵泉、足三里、行间为主穴。湿浊甚者加期门、支沟，

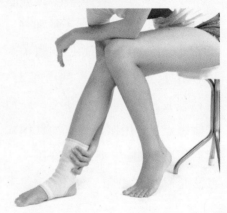

发热者加外关、曲池，呕吐恶心者加内关、内庭。

治疗方法：常用泻法，留针 30 分钟，10 分钟捻针 1 次。每日针刺 1 ~ 2 次，30 天为 1 疗程。

疗法二

针灸取穴：

（1）常用穴：①至阳、肝俞、阳陵泉；②大椎、气海。

（2）备用穴：丘墟、足三里。

治疗方法：慢性肝炎取第一组穴，无症状乙型肝炎病毒表面抗原携带者取第二组穴。酌情配用备用穴。第一组穴操作，至阳穴向上斜刺 1 寸，肝俞向脊椎侧斜刺，阳陵泉和足三里均直刺 1.5 寸，以得气为度，留针 10 分钟。第二组穴操作，大椎穴针刺得气后，小幅度持续捻转 1 ~ 2 分钟，以向下传导为佳，不留针；气海穴直刺至局部酸胀，留针半小时，如配足三里，留针半小时，每 10 分钟捻转 1 次，针后以艾条温和灸 5 ~ 10 分钟。丘墟穴直刺，得气后施平补平泻法。这两组穴均为每周针刺 3 次，3 周为 1 疗程，2 个疗程间停针 4 天左右。

4 水针疗法

疗法一

针灸取穴：足三里、阳陵泉。

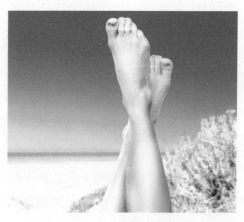

治疗方法：用蒸馏水每次每穴注射 1 ~ 2 毫升，每日 1 次，每次取一组穴位，交替使用，7 次为 1 疗程，1 疗程后隔日注射 1 次。足三里穴注射后快速出针，按压针孔；阳陵泉穴注射后，快速出针，不按针孔，以出少量血为佐。

疗法二

针灸取穴：三阴交。

治疗方法：用维生素 B_{12} 1000 微克，每日注射 1 次，双侧交替进行，10 次为 1 疗程。

5 麦粒灸疗法

针灸取穴：

（1）肝俞、脾俞、至阳、大椎、足三里；

（2）中脘、期门、膻中、章门、石子头（石子头位于太渊穴上 3 寸，为古人治疸消黄之验穴）。

具体疗法：采用麦粒灸或药饼

灸。可任选一种，也可交替使用。每次选一组穴，两组交替。麦粒灸法为，取纯艾制成的麦粒大小艾炷，先在施灸部位涂少许大蒜汁或凡士林，趁其未干时，将艾炷放于其上，点燃。当艾炷燃至一半左右，患者感到皮肤发烫或有灼痛时，即用镊子夹去剩下的艾炷，换上新艾炷施灸，以局部皮肤出现红晕为度。一般每次灸6壮左右，隔日施灸1次，3个月为1疗程。一般治疗1疗程，如未见效，可隔1周后，继续施灸。

急性病毒性肝炎的针灸疗法

针灸取穴：取外关、合谷、足三里、阳陵泉、阴陵泉为主穴。湿浊壅滞加胆俞；湿热熏蒸加大椎、太冲；毒热蕴郁加劳宫、涌泉。

治疗方法：每次选主穴1～2个，配穴2～3个，可以采用提插补泻法，先泻后补，留针20分钟左右，每日治疗1次，2周为1疗程。

急性黄疸型肝炎的针灸疗法

针灸取穴：取足三里、阴陵泉、重阳，配阳陵泉、太冲。

治疗方法：用泻法。

肝功能异常的针灸疗法

针灸取穴：取肝俞、胆俞、太冲、至阴；肝区疼痛者，取胆俞、支沟、足三里；反复转氨酶升高者，取大椎、至阳、足三里。

治疗方法：实证用泻法，虚证用补法，每次留针20分钟左右，10次为1疗程。

健★康★早★知★道

如何预防肝病？

1.注意个人卫生，加强饮食卫生和饮水消毒。

2.急性期患者应自发病日起隔离3周；慢性活动期或恢复期患者，或带病毒者均须注意餐具消毒，采取分食制，不从事炊食、保育工作，不献血。

3.被肝病患者污染的用具应煮沸消毒。肝病患者的大小便及排泄物可用石灰消毒后加盖密闭。

4.药物预防可用板蓝根冲剂，每次1～2包，每日2～3次；或茵陈30克，生山栀15克，红枣15枚，或用马齿苋60克，煎服，每次服用适量，连服3～5天。体质较差者、儿童和孕妇，条件许可的话，可注射丙种球蛋白或丙种球蛋白0.02～0.05毫升/千克体重。

敷贴疗法

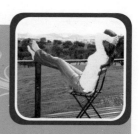

敷贴是将药物敷于体表特定部位以治疗疾病的方法，属外治疗法中行之有效的一种。

在普遍倡导"回归自然"的今天，敷贴疗法这种非药物内服、非手术治疗法的疗法越来越受到大众的青睐。

敷贴疗法有着极其悠远的历史。早在远古时期，先民就已学会用泥土、树根、草根外敷伤口止血；长沙马王堆汉墓出土的《五十二病方》中载有许多外敷方剂，可用于治疗多种疾病；晋朝的《肘后备急方》记载着用鸡子、猪脂、水、白醋、蜜、酒等作为调和剂和外敷药；南北朝《刘涓子鬼遗方》用猪胆汁外敷治疗痈肿；唐朝《食疗本草》用胡桃研泥外敷治疗白发；宋《太平惠民和剂局方》以地龙粪研饼敷在小儿囟门，治疗小儿鼻塞不通、头热；明朝《普济方》记载着用生附子和葱涎为泥敷涌泉穴治疗鼻渊等。这些实例说明本疗法相沿习用甚久。清代的《理瀹骈文》集敷贴疗法之大成，标志着本疗法的临床应用达到了更为完善的水准。下面介绍几种常见肝病的敷贴疗法以供参考。

慢性肝炎的敷贴疗法

1 疗法一

白芥子、吴茱萸各等分。研末，水调成糊状，外敷于章门、期门穴，纱布、胶布固定，干后换药。可用于治疗慢性肝炎，纳食不香，恶心呕吐，胁肋疼痛。

2 疗法二

川芎 12 克，香附 10 克，柴胡、

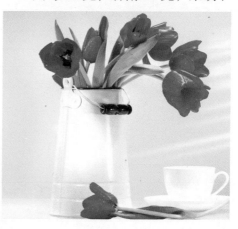

白芍、青皮、枳壳各6克。研成细末，用香油调拌，外敷胁痛部位，每日换药1次。治疗慢性肝炎，胁肋胀痛，嗳气不舒，恶心呕吐等症。

肝硬化的敷贴疗法

1 疗法一

甘遂3克，雄黄3克，麝香0.3克，田螺1个。先将甘遂、雄黄、田螺一起捣烂，与麝香一起放脐眼上，外敷药泥，用纱布、胶布固定，二便通则撤去。可用于治疗肝硬化腹水。

2 疗法二

甘遂10克，连头葱白5根。先将甘遂研成细末，再与连头葱白一起捣烂如泥，敷于肚脐之上，再用纱布、胶布固定。可用于治疗肝硬化腹水，腹胀满，不欲饮食。

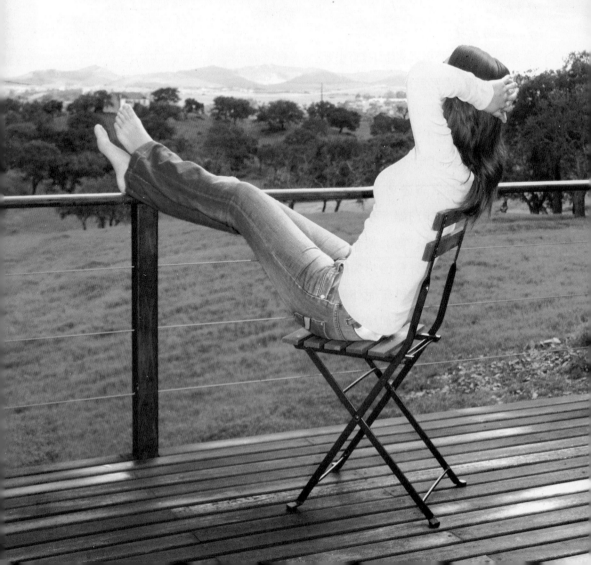

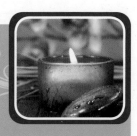

热熨疗法

热熨疗法是用一些中草药或其他传热的物体,加热后用布包好,放在人体一定的部位上,作来回往返或旋转的移动而进行治疗的一种方法。

根据很多的民间传说和一些古书的记载表明,早在原始社会就有用火烧石块熨治关节止痛的方法。其实,自人类学会用火之后就产生了简单的热熨疗法。清代外治专家吴尚先认为,热熨方法完全能够代替推拿、烧针、灼艾诸法。若以辨证用药精确简便而言,热熨疗法比上述诸法还好。当前,虽然现代医疗手段越来越先进,方法越来越多,但古老的热熨疗法因简便、价廉及较适合于家庭使用而仍受到人们的欢迎。

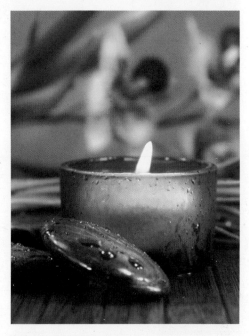

布袋2条。将大青盐放在铁锅内,用大火炒爆至发烫,立即装入布袋内,用细绳扎紧袋口,再将盐包放在患部熨烫。热力下降后立刻用另一条盐袋更替。反复多次,每次30～60分钟。

热熨疗法简介

热熨疗法具体可分为盐熨、药熨、壶熨、砖熨等多种方法,下面将对此作一简单介绍。

1 盐熨

取大青盐250～500克,铁锅1口,

2 药熨

首先备好药物。然后取砂锅1口,药袋2条。将药物打碎炒热,装入布袋,扎紧袋口。或将药打碎后装入布袋，扎紧袋口，然后蒸或者煎煮。趁热将药袋放于患处。开始需时时提起，以免烫伤。待药袋温度稍降后可放于患处不动。温度过低则用另一药袋更换，反复多次熨烫。也可用药袋在患部边熨边摩擦。

3 壶熨

根据病情选定所需药物，准备茶壶1个(或热水袋、熨斗、玻璃瓶等)，厚布1块，布袋1条。将药物打碎炒热，装入布袋，扎紧袋口。把药袋放于患处，上盖一块厚布。然后用装满开水的茶壶放在药袋上；开始时茶壶的温度较高，可用手提着茶壶一起一落地连续热熨。等温度稍微降低后，即放在药袋上不动。总之，以患者能忍受而不烫伤皮肤为度。每次治疗40分钟左右。

4 砖熨

准备好大小适中的干净青砖或红砖二块。将砖块放火炉上烧至烫手，用厚布包好，并在治疗部位垫3 ~ 5层布。用砖块在上面熨烫。热力减退后再用另一块热砖替换。反复多次熨烫，每次20 ~ 60分钟。

肝硬化腹水的热熨疗法

热熨取位：**肝脾区及神阙穴。**

治疗方法：用川椒100克、三棱15克、阿魏15克、白术15克、炙鳖甲15克，共研细末，加白酒适量炒烫，然后装入布袋。肝硬化者置于肝脾区，腹水者置于神阙穴，上加热水袋以保持温度。每天1次，每次30 ~ 50分钟。

★ 专家提醒

肝病患者应该多吃蔬菜水果

大多数肝病患者都存在一定程度的肝细胞变性与坏死，因此有关营养专家提醒，肝病患者在以药物治疗为主的同时，还应该多吃蔬菜水果。

据营养科专家介绍，肝病越严重，肝细胞变性坏死就越严重，患者的抵抗力越低。而肝病患者往往存在维生素不足、微量元素缺乏的情况，这会影响肝细胞的修复再生和肝功能的恢复。因此，肝病患者应多吃蔬菜水果，因为其丰富的天然维生素以及大量的纤维素、果酸、无机盐、木质素等物质，是肝病患者康复过程中必需的营养成分。

多吃蔬菜水果不仅可以补充肝病患者缺乏的营养元素，而且还能通畅大便，促进毒素排出，减少肠道内细菌分解产生的有害物质被吸入血液。

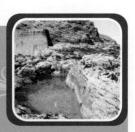

矿泉疗法

矿泉疗法是指利用矿泉水内服外用，以此达到防治疾病目的的一种方法。本疗法起源于远古时期。

矿泉疗法简介

矿泉疗法是指利用矿泉水的物理和化学综合作用，达到治疗疾病和防治疾病的一种疗法。物理作用可分为温度和机械作用。温度作用即温度对皮肤、呼吸、心血管系统、胃肠功能、免疫机制等的有益刺激。机械作用是指浮力、静水压及矿泉水中液体微粒运动对皮肤的按摩作用。化学作用主要表现在矿泉水中的阴阳离子、游离气体、微量元素及放射性物质，不断地刺激体表及体内的感受器官，改善中枢神经的调节功能。这些综合作用促使大脑皮质逐渐形成正常的生理活动，抑制并逐渐消除机体的紊乱状况，从而能使多种慢性疾病得到缓解或痊愈。

矿泉的分类

可用于医疗保健的温泉有以下几种：

1 放射性泉

放射性泉中含有镭、氧，一般都有刺激作用，特别对细胞分裂旺盛的组织易起控制作用。此外，对贫血和骨骼疾患也有一定的疗效，还有增加白细胞的作用。

2 酸性泉

水中含有大量矿酸。需要注意浴用时一般只能浸泡1～3分钟。因其

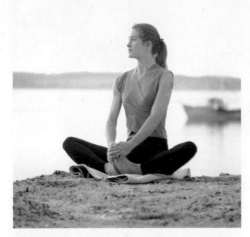

刺激性强,在腋窝等处易发生溃疡。用酸性泉洗浴可增加血液中白细胞、吞噬细胞的数量,并能增强血液杀菌的作用。

3 碳酸泉

一般是指含固体成分每升不足 1000 毫克,游离二氧化碳每升在 1000 毫克以上的地热水。此水无色、透明,而且味道清爽。水温低时可促进毛细血管扩张、血压下降,对增强心脏功能有较好效果。作为饮水使用时能促进食欲、帮助消化。

4 碳酸土类泉

水中含固体和游离二氧化碳成分的总量在每升 1000 毫克以上。其主要成分阴离子是碳酸,阳离子是钙、镁。钙离子有消炎作用,除了可用于治疗皮肤黏膜炎症,还有降低血管内

皮细胞通透性、兴奋神经的作用。另外泉水还可以饮用。

5 硫酸矿泉

是指含硫酸盐每升在 1000 毫克以上的地热水,常有苦味。依硫酸盐的种类可分为硫酸钠泉、石膏泉、苦味泉。饮用硫酸钠泉水可刺激胃肠黏膜,使之加速蠕动,可用于治疗便秘。长期饮用的话可诱发慢性肠炎。

6 碱泉

水中含重碳酸钠每升 1000 毫克以上,泉水无色透明,味道可口。泉水可起到肥皂的作用,可使皮脂乳化,使皮肤显得光滑。而且在泉水中沐浴后人体内的热量易放散,有清凉感,所以常被称为"冷水浴"。

7 明矾泉

泉水中主要含硫酸铝的硫酸离子和铝离子。该泉水对皮肤和黏膜有消炎作用,可用于治疗溃疡和湿疹。除了可用来沐浴之外,也可吸入或含漱使用。

8 铁泉

地热水中含有重碳酸低铁,当泉水接触到空气时即可产生氧化铁,使水变成红色。地热水中的铁,多是以

离子形式存在的，饮用后容易被人体吸收利用。吸收后的铁可供呼吸酶和血红蛋白利用，也可贮存起来备用。

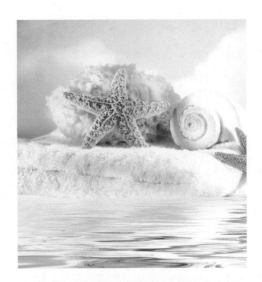

9 硫磺泉

水中主要含硫化氢。当硫的成分接触到皮肤后即变为硫化碱，它能溶解角质软化皮肤。硫磺泉可杀灭疥、癣等皮肤病的寄生虫类。该泉水的扩张血管作用不仅对皮肤有效，对脑和

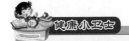

肝炎患者宜常服维生素 C

维生素 C 是人体必需的营养物质，也是人们熟悉且经常服用的一种维生素。它可参加人体内的很多生化反应，可部分氧化生成去氧维生素 C，这一过程又是可逆性的，所以维生素 C 也是一种氧化还原剂。它能直接改善肝功能，促进新陈代谢；大剂量应用可提高体液免疫，促进抗体形成，加强白细胞的吞噬作用，增强机体的抗病能力，减轻肝脏脂肪变性，促进肝细胞的修复、再生和肝糖原的合成，增强利尿作用，促进胆红素排泌，从而起到解毒、退黄、恢复肝功能、降低转氨酶的作用；同时还能改善肾上腺皮质功能。此外，尚有结合细菌内毒素的能力，可以减少内毒素对肝脏的损害。因此，肝炎患者应当经常服用维生素 C。

有人曾经应用大剂量维生素 C 治疗小儿病毒性肝炎，获得一定的疗效，使疗程从平均 64.9 天缩短到 31.8 天，而且没有出现并发症。

那么服用量究竟应该如何掌握呢？在这个问题上至今仍难取得一致意见。一般主张一次口服量为 100 ~ 200 毫克，一日 3 次；如加入到 10% 葡萄糖溶液中静脉滴注，每日量亦不宜超过 3 克。

另外还有人主张最好能将人工合成的维生素 C 与富含维生素 C 的食物合用。因为食物中含有维生素 C 氧化酶，这种酶是维生素 C 在人体内氧化过程中所不能缺少的，否则就会导致人工合成的维生素 C 失效。因此，让肝炎患者多吃新鲜水果与蔬菜，是获得维生素 C 氧化酶的重要途径。

心血管也有良好的效果。硫化氢作用于气管，支气管黏膜时可起到祛痰止咳的作用。所以有人称它为"祛痰浴水"。但要注意不可饮用。

10 食盐泉

是指食盐含量每升在 1000 毫克以上的地热水。依含盐量多少可分为弱盐泉、食盐泉、强盐泉，浴后会感到非常温暖。这是由于钠、钙、镁等的氯化物附着在皮肤上形成一个保温层，可阻止人体内的热量放散。食盐刺激皮肤可促使皮肤血管扩张，从而可加强体表血液循环，加速汗腺和皮脂腺的分泌以及促进胃肠蠕动。食盐泉对神经痛、风湿病和妇女的冷感症也有一定疗效。

11 单纯泉

水温保持在 25℃以上，水中的固体和游离二氧化碳成分含量在每升 1000 毫克以下。这种泉水主要靠热产生医疗作用，温水有加快物质代谢和镇痛的作用，对精神和神经系统疾患有一定疗效。如陕西临潼华清池、广东从化温泉、云南安宁温泉等均属此类。

矿泉疗法的分类

矿泉疗法又可分为浴疗法、饮疗法、含漱疗法和喷雾吸入疗法等，下文将一一作出介绍。

1 浴疗法

本法又分长浴法和短浴法两种。所谓长浴法，是在水温 35 ~ 37℃中，每次入浴 1 ~ 6 小时或 10 小时以上；所谓短浴法，是在水温 38 ~ 39℃中，每次入浴 10 ~ 20 分钟，或在水温 42℃左右中，入浴几分钟即出浴，休息片刻，再入浴，反复 2 ~ 3 次。

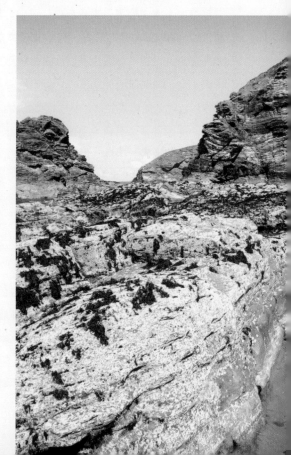

此外，还可分全身浸浴法、半身浸浴法、手浴法、足浴法等。

2 饮疗法

根据不同疾病选择合适的矿泉及饮量，每天饮用1～2次。每天的饮量分小量（100～200毫升）、中量（300～400毫升）、大量（500～600毫升）、极量（700～1500毫升）。一般先从小量开始饮用。

3 含漱疗法

取温热泉水漱口，每天3次，每次含漱2分钟左右，漱后吐出即可。

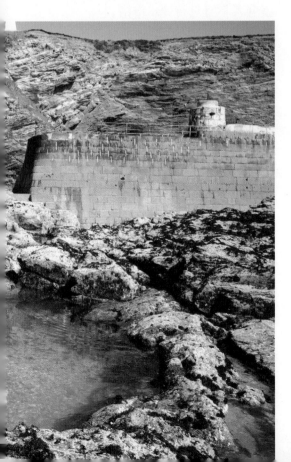

4 喷雾吸入疗法

需要使用一般喷雾器，患者张口对准喷射出的雾状泉水汽流，注意嘴距离喷出口10～15厘米，作深呼吸。每天吸入1～3次，或每隔2～3小时吸入1次，每次可以吸10～15分钟。呼吸困难者，每次吸5分钟，10～15次为一个疗程。

禁忌证与注意事项

1 禁忌证

（1）严重急性消化道出血，严重水肿，重症高血压等。

（2）严重心脏病，心动过速，极度虚弱，恶性肿瘤，结核活动期，急性炎症期，妇女妊娠、月经期、子宫出血等。

（3）各种原因导致的明显水肿，肝硬化合并腹水，慢性肾炎，热性病，严重呕吐者等。

2 注意事项

（1）矿泉疗法是一项比较复杂的治疗。如选择矿泉、浴疗时间和温度、饮水量时，都要因人因病而异，绝不能把矿泉疗法看成一般的洗澡和饮水而草率行事，事前应经医生作全面检查，然后针对具体的情况选择合适的矿泉疗法。

（2）施用矿泉浴疗和饮疗初期（3～5天内），往往会在局部或全身出现一过性（一般数天）健康状态低下或病情加重的现象，称为矿泉反应。如局部症状主要有局部病灶疼痛加剧、活动受限、局部肿胀、局部发热等；全身症状主要有不快感、疲劳、精神不安、睡眠不良、眩晕、沉默、心悸、头昏、头痛以及偶尔发热、吐泻、皮疹、上呼吸道感染、哮喘发作等。矿泉反应强度和具体症状因泉质、泉温、患者的体质不同而有所差异。如选用硫化氢泉和硫酸盐泉进行温热浴时易出现风湿性疾病、慢性湿疹等，体质过敏者也易出现。反应症状轻微时，可服用或注射维生素 C 和肾上腺皮质激素；反应稍重可暂停几天矿泉治疗，如反应重或持续时间较长，则不属矿泉反应，而是说明患者不适合采用此法而导致病情恶化，须及时停止施用矿泉疗法。

（3）到矿泉疗养地后，应当先适当休息几天，再开始治疗。

（4）因为空腹入浴易引起虚脱、眩晕及恶心，故入浴前要进食，但不宜过饱。

（5）入浴前应消除恐惧心理，并排解大小便。

（6）用棉球塞住外耳道，防止泉水进入耳道引起中耳炎。

（7）应注意控制浴温及入浴时间，宜从较低温度到较高温度，从较短时间到较长时间。

（8）年老或心血管疾病患者，应先进行部分浴（1/2 浴、3/4 浴），再做全身浴。因为一下子将全身浸入浴池，会使心脏负担突然加重，或使血压急剧升高，容易发生意外。

（9）治疗中如出现恶心、心慌、头晕等现象，应缓慢出浴，静卧休息片刻。入浴时心前区应露出水面，以免出现心慌、胸闷等不适症状。身体虚弱者不宜进行冷水淋浴。

（10）遇到下列情况时应暂停治疗：一是体温偏高；二是月经前1～2天及月经后3天内；三是恶心、过劳、心悸；四是彻夜失眠及暴怒后。

下面介绍两种常见肝病的矿泉疗法以供参考：

早期肝硬化的矿泉疗法

宜用硫酸盐泉、重碳酸钠泉（少量温饮）作饮泉疗法。

慢性肝炎的矿泉疗法

宜用硫磺温泉作泉浴疗法。

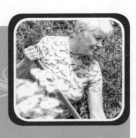

园艺疗法

园艺疗法是人们从事园艺活动,如农耕种养、栽花种草等使患者身体康复的一种辅助治疗方法。临床实践证明,从事园艺活动有益于肝病患者早日恢复健康。

园艺疗法简介

园艺疗法有着极其悠久的历史,古埃及医生给精神病患者治病的方法之一,就是让患者在公园之中自由活动。早在一个世纪之前,美国一家医院就已开始为患者施行园艺疗法。现在,园艺疗法更被认为是补充现代医学不足的辅助疗法,是能够帮助患者减轻病痛的有效方式。园艺疗法能够用于治疗多种疾患,一般都能收到比较好的治疗效果。

园艺疗法的目的与种植蔬菜、花卉、果树等园艺工作的目的有着根本区别。园艺工作本身注重蔬菜、花卉、水果等植物的品质和收获,有一定的技术要求;园艺疗法注重如何去改善患者的身心状态,并且更多地考虑到如何才能有利于患者早日康复。这是两者之间的一个显著差别。园艺疗法

让患者在培养花草的过程中,唤起对生命的渴求,从而达到提高身体素质的目的。国外许多医院正在采用园艺疗法,该疗法在疗养院、养老院以及康复医院也被普遍采用。美国有一所著名的医院致力于对患者施行园艺疗法。该医院的园艺科主任说:"这些患者需要一定的体力活动和社会交往,让他们在医院的花房和庭院里种植鲜花和蔬菜,为他们提供一个适当的体力活动、施展劳动技能和增加相互交往的机会,帮助他们增加自信和自尊,有助于提高疗效,从而促

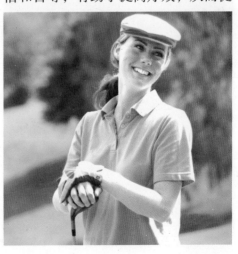

进他们尽快康复。"

在国外，园艺活动被人们认为是一种享受疗法，是收效颇佳的疗法，它不仅对不少老年患者的治疗效果显著，而且对医治有精神或身体缺陷的患者，以及肝病患者，同样有很好的疗效。另外，园艺疗法也被许多养老院所采用。当老人们看到自己亲手栽种的金盏花、大波斯菊、牡丹花等蓬勃开放时，绚丽多彩的花色和扑鼻而来的花香，一扫其精神上的萎靡不振，使其变得情绪高涨。

园艺是备受人们欢迎的户外活动之一。人们从事养花或种植蔬菜等活动，放松自己的心情，充分享受大自然的乐趣，有助于缓解工作和生活中的压力。平时难得出门的

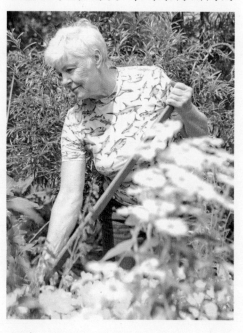

老年人，通过园艺活动，也能感觉到自己越来越年轻，从而重新唤起对美好生活的憧憬。

园艺疗法的功效

1 身体方面的功效

生命在于运动，如果不能频繁运动的话，人体各方面的机能则会出现衰退现象。局部性衰退会导致关节、筋骨萎缩，全身性衰退会导致心脏与消化器官机能低下，易于疲劳等。在从事园艺活动的过程中，从播种、扦插、上盆、种植到整地、浇水、施肥等活动，每时每刻都需要用到眼睛，同时患者的头、手、足都要运动，这就意味着园艺活动为一项全身性综合运动。肝病患者有时需要长期卧病在床，这就容易引起精神、身体的衰老，而园艺活动是延缓衰老的最好措施之一。

植物的色、形对视觉，香味对嗅觉，可食用植物对味觉，植物的花、茎、叶的质感（干燥、光滑、毛茸茸）对触觉都有刺激作用。另外，自然界的虫鸣、鸟语、水声、风吹树叶的声音对听觉也有刺激作用。长期卧病在床的肝病患者如能到室外去感受大自然的美景，接受日光明暗给予的视觉

刺激，感受冷暖对皮肤的刺激，则能放松心情，转移其对自身疾病的注意力。另外，白天进行园艺活动、接受日光浴，晚上疲劳后上床休息，有利于养成正常的生活习惯，保持体内生物钟的正常运转，这也能促进肝病患者的早日康复。

② 精神方面的功效

投身于园艺活动中，可使肝病患者忘却烦恼，产生疲劳感，加快入睡速度，起床后精神也会变得更加充沛。

一般来讲，红花使人产生激动感，黄花使人产生明快感，蓝花、白花使人产生宁静感。由此可见，让肝病患者适当地欣赏花木，可帮助他们调节自身的心理状态。

在医院病房周围种植草木，肝病患者于其中散步或通过门窗眺望，可使其变得心平气和。据报道，在可以看见花草树木的场所劳动，不仅可以减轻劳动强度，还可以使劳动者产生满足感，如果是园艺栽培活动场地的话，效果则更佳。

在固定的园地中挖坑、搬运花木、种植培土以及浇水施肥，在消耗体力的同时，还可抑制冲动，久而久之有利于良好品质的养成。

盆栽花木、花坛制作以及庭园花卉种植等各种园艺活动，是把具有自然美的植物按照自己的想象进行布置处理，使其成为优美的艺术品。这种活动可以激发创作热情。

园艺的对象是有生命的花木，在进行园艺活动时要求小心谨慎并有连续性。

例如，修剪花木时应有选择、有目的地剪除，播种时则应根据种粒的大小覆盖不同深度的土壤，这些活动都需要忍耐力与注意力。若在栽植花木的时候去干其他事情，等想起重来栽植时，花木可能已枯萎。因此，肝病患者长期进行园艺活动的结果，无疑会培养忍耐力与注意力，无形中也增强了他们与病魔作斗争的毅力。何时播种、何时移植、何时修剪、何时施肥……这些都是需要肝病患者在事先精心考虑的，植物种类不同操作内容不同，具体的时间与季节亦不同。从事园艺活动，必先制订计划，或书面计划或脑中谋划，因人而异。此项爱好可以增强肺病患者与植物的感情，有利于增强患者行动的计划性。

从事园艺活动时一般采取责任到人的方法，患者必须清楚哪些是自己管理的盆花、花坛等。因为花木为有生命有灵性之物，如果管理不当或一时疏忽，则可能会导致花木枯萎。这可使患者认识到哪些是自己不得不做的工作，从而产生与增强责任感。

待到自己培植的花木开花、结果时，会受到人们的称赞，这说明自己的辛勤劳作得到人们的承认，得到精神满足的同时还会增强自信心。这对失去自信心的肝病危重患者医治效果更佳。当然，为了不让患者们失望，开始施行园艺疗法时应该选择易于管理，易于开花的花木种类。

3 社会方面的功效

对自己的生活环境利用花木进行美化，或者自己所负责的盆花、花坛开出了漂亮的花朵，在增强自信的同时，还能令肝病患者体会到自己为大家做了好事。另外，为花坛除草、清

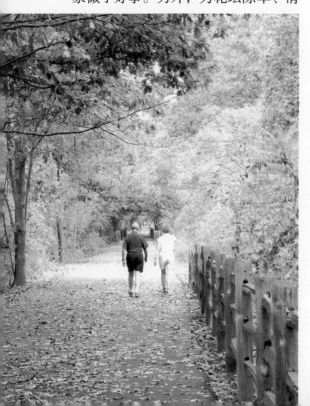

除枯萎花朵、扫除落叶等活动，可以培养自己爱护环境的意识和习惯，并能增强公共道德观念。

通过参加集体性的园艺疗法活动，肝病患者能以花木园艺为话题展开讨论，从而产生共鸣，促进交流，这样可以培养与他人之间的协调性，提高社交能力。

实践证明，种植花草有利于肝病患者早日康复。因为花草生长的地方空气清新，风景优美，能使人心旷神怡，眼清目明，对健康十分有利。

而五颜六色的植物花朵、许多植物散发的芳香，能给人以赏心悦目的感觉。例如菊花的香味对头痛、头晕和感冒均有疗效。此外绿地和森林里的新鲜空气中含有丰富的负离子，在森林里每立方米空气中高达2万个以上，而城市空气中则远远不足此数。负离子能给人以清新的感觉，对肝病有一定治疗作用。经常从事力所能及的园艺劳动，如锄草、培土、浇水、施肥、剪枝等，能培养愉快平静的情绪和积极向上的精神，有利于肝病患者树立起与病魔作斗争的信心，早日恢复健康。

因此，肝病患者一定要注重及时调整好自己的心态，用积极乐观的态度去对抗病魔，争取早日康复。